Herstellung fester Dispersionen durch Covermahlung in einer Luftstrahlmühle

HEINRICH HEINE
UNIVERSITÄT DÜSSELDORF

Herstellung fester Dispersionen durch Covermahlung in einer Luftstrahlmühle

Inaugural-Dissertation

zur Erlangung des Doktorgrades
der Mathematisch-Naturwissenschaftlichen Fakultät
der Heinrich-Heine-Universität Düsseldorf

vorgelegt von

Christian Mühlenfeld
aus Oberhausen

Düsseldorf, Oktober 2013

Bibliografische Information der Deutschen Nationalbibliothek
Die Deutsche Nationalbibliothek verzeichnet diese Publikation in der Deutschen Nationalbibliografie; detaillierte bibliografische Daten sind im Internet über http://dnb.d-nb.de abrufbar.

1. Aufl. - Göttingen: Cuvillier, 2013
Zugl.: Düsseldorf, Univ., Diss., 2013

978-3-95404-557-0

aus dem Institut für Pharmazeutische Technologie und Biopharmazie
der Heinrich-Heine-Universität Düsseldorf

Gedruckt mit der Genehmigung der
Mathematisch-Naturwissenschaftlichen Fakultät der
Heinrich-Heine-Universität Düsseldorf

Referent: Prof. Dr. Peter Kleinebudde

Korreferent: Prof. Dr. Jörg Breitkreutz

Tag der mündlichen Prüfung: 24.10.2013

Nonnenstieg 8, 37075 Göttingen
Telefon: 0551-54724-0
Telefax: 0551-54724-21
www.cuvillier.de

1. Auflage, 2013
Gedruckt auf umweltfreundlichem, säurefreiem Papier aus nachhaltiger Forstwirtschaft.

978-3-95404-557-0

Vorwort

Die vorliegende Arbeit entstand während meiner Tätigkeit als Wissenschaftlicher Mitarbeiter am Institut für Pharmazeutische Technologie und Biopharmazie der Heinrich-Heine-Universität Düsseldorf unter der Leitung von Prof. Dr. Peter Kleinebudde. Ihm gilt ein großer Dank für die Schaffung der Rahmenbedingungen meiner Arbeit, für das mir entgegen gebrachte Vertrauen, die fachlichen Diskussionen sowie den Ansporn, permanent dazu zu lernen, um die fachlichen Diskussionen mit ihm führen zu können.

Mein besonderer Dank gilt Dr. Markus Thommes, mit dem ich am Institut zusammenarbeiten konnte. Seine tatkräftige Unterstützung, die stetige Motivation und die vielen Diskussionen haben maßgeblich zum Gelingen der Arbeit beigetragen. Für die hervorragende Hilfe und Ratschläge ganz herzlichen Dank!

Prof. Dr. Jörg Breitkreutz danke ich für die Übernahme des Korreferats und seine stete Hilfs- und Gesprächsbereitschaft.

Ein großer Dank gilt Karin Matthée für die Durchführung unzähliger DSC-Messungen. Den Masterstudierenden Bart Claeys und Fien de Leersnyder danke ich für ihre Vorarbeiten an der Tropfenkonturanalyse und dem Röntgendiffraktometer.

Messungen zur konfokalen Raman-Spektroskopie wurden dankenswerterweise von Dr. Maike Windbergs und Birthe Kann am Institut für Biopharmazie und Pharmazeutische Technologie der Universität des Saarlandes durchgeführt.

Den bereits genannten sowie allen weiteren MitarbeiterInnen des Instituts für Pharmazeutische Technologie und Biopharmazie danke ich für die einzigartige Arbeitsatmosphäre. Dass dies unvergessliche Jahre wurden, verdanke ich insbesondere meinen BüronachbarInnen Dr. Martin Köster, Gustavo Petrovick und Carmen Stomberg sowie der ‚Herrenrunde' um Carl Moritz Wagner, Julian Quodbach, Florian Kiene, Raphael Krampe, Daniel Sieber und Robin Meier. Susann Just danke ich für ihren Beistand besonders in den schwierigen Phasen unserer beider Arbeiten.

Während all der Jahre an der Heinrich-Heine-Universität Düsseldorf habe ich von meinen Eltern und meiner Familie eine in jeglicher Hinsicht einzigartige Unterstützung erfahren. Dafür bin ich sehr dankbar.

Mein größter Dank gilt Miriam. Wie niemand anders bekam sie meine Hochs und Tiefs beim Anfertigen dieser Arbeit zu spüren. Ich danke ihr von ganzem Herzen für ihre grenzenlose Geduld und ihre unzähligen Aufmunterungen.

Veröffentlichungen

Teile der vorliegenden Arbeit wurden bereits veröffentlicht:

Muehlenfeld, C., Kann, B., Windbergs, M. und Thommes, M. (2013). *Solid dispersions prepared by continuous cogrinding in an air jet mill.* Journal of Pharmaceutical Sciences 102 (11): 4132–4139.

Muehlenfeld, C. und Thommes, M. (2012). *Dissolution rate enhancement for poorly-water soluble drug: Establishing a design space with cogrinding.* Posterpräsentation: AAPS Annual Meeting and Exposition, Chicago (USA).

Muehlenfeld, C., Claeys, B. und Thommes, M. (2012). *Determination of surface energy via contact angle measurements.* Posterpräsentation: 33rd annual meeting of the International Fine Particle Research Institute, Ludwigsburg (Deutschland).

Muehlenfeld, C. und Thommes, M. (2012). *Cogrinding via air jet milling to enhance dissolution rate of a poorly water-soluble drug: Influence of solid feed rate.* Posterpräsentation: 8th World Meeting on Pharmaceutics, Biopharmaceutics and Pharmaceutical Technology, Istanbul (Türkei).

Muehlenfeld, C. und Thommes, M. (2012). *Analyzing the enhanced dissolution rate of a poorly water-soluble drug obtained by cogrinding.* Vortrag: 6th Annual PSSRC Symposium, Lissabon (Portugal).

Muehlenfeld, C. und Thommes, M. (2011). *Enhancing the dissolution rate of a poorly water-aoluble drug via cogrinding.* ePoster Vortrag: 5th Annual PSSRC Symposium, Helsinki (Finnland).

Inhaltsverzeichnis

Abkürzungsverzeichnis

α-CD	alpha-Cyclodextrin
β-CD	beta-Cyclodextrin
BCS	Biopharmazeutisches Klassifizierungssystem
CI	Konfidenzintervall
c_{opt}	optische Konzentration
DLV	Dosis:Löslichkeitsvolumen
DoE	*Design of Experiment*, statistische Versuchsplanung
DSC	*dynamic scanning calorimetry*, dynamische Differenzleistungskalorimetrie
EMA	*European Medicines Agency*, Europäische Arzneimittelagentur
FaSSIF	*fasted state simulated intestinal fluid*, biorelevantes Medium
FDA	United States Food and Drug Administration
FeSSIF	*fed state simulated intestinal fluid*, biorelevantes Medium
FFT	*fast fourier-transformation*, Schnelle Fourier-Transformation
FGQ	Freisetzungsgeschwindigkeitsquotient
ICH	*International Conference on Harmonisation of Technical Requirements for Registration of Pharmaceuticals for Human Use*
IQS	*interquartile span*, Interquartilsbreite
ISO	*International Organization for Standardization*
HP-β-CD	2-Hydroxypropyl-beta-Cyclodextrin
HPMC	Hydroxypropylmethylcellulose
LOD	*limit of detection*, Nachweisgrenze
Log P	Octanol/Wasser-Verteilungskoeffizient (logarithmiert)
LOQ	*limit of quantitation*, Bestimmungsgrenze
MCC	mikrokristalline Cellulose
MD	Mahldruck [bar]
MDT	*mean dissolution time*, mittlere Auflösungszeit
MW	Mittelwert

n	Stichprobenumfang
p	*Lack of fit* (Modellvalidität)
p	Wahrscheinlichkeitswert
PDR	Pulverdosierrate [g/min]
PEG	Polyethylenglykol
Ph. Eur.	*Pharmacopeia Europaea*, europäisches Arzneibuch
PID-Regler	proportional–integral–derivative controller
PM	Physikalische Mischung
PVP	Polyvinylpyrrolidon
Q^2	Qualität Vorhersage des Modells
R^2	Bestimmtheitsmaß
R^2 adj.	adjustiertes Bestimmtheitsmaß, korrigiertes Bestimmtheitsmaß
s	Standardabweichung
SDS	Natriumdodecylsulfat
USP	*United States Pharmacopeia*, amerikanisches Arzneibuch
UV/Vis	Ultraviolettes/ visuelles Licht
VK	Variationskoeffizient
x_{50}	mittlerer Partikeldurchmesser, Median
XRPD	*x-ray powder diffraction*, Röntgenpulverdiffraktometrie

1 Einleitung

1.1 Löslichkeits- und Bioverfügbarkeitsprobleme

Die perorale Wirkstoffadministration stellt aufgrund der vergleichsweise günstigen Herstellung und hohen Akzeptanz bei Patienten die bevorzugte Applikationsart für die meisten Arzneistoffe dar [1]. Die Formulierung fester Darreichungsformen schwerlöslicher Arzneistoffe zur oralen Verabreichung ist von besonderem Interesse für die pharmazeutische Industrie. Statistische Auswertungen zeigen, dass seit den 1990er Jahren die Zahl schwerlöslicher Arzneistoffe deutlich ansteigt [2]. Zwar zeigen viele der neu entwickelten Arzneistoffe eine gute Rezeptorbindung, gleichzeitig aber kann aufgrund der hohen Molekulargewichte und lipophilen Strukturelemente dieser Wirkstoffe eine schlechte Wasserlöslichkeit beobachtet werden [3]. Die Voraussetzung für die intestinale Absorption eines Arzneistoffes ist, dass er gelöst und somit in molekulardisperser Form in der Flüssigkeit des Verdauungssystems vorliegt. Aus diesem Grund sind Löslichkeit und Lösungsgeschwindigkeit sowie die Fähigkeit, intestinale Membranen zu permeieren, entscheidende Faktoren für die Absorption nach peroraler Gabe.

Im biopharmazeutischen Klassifizierungssystem BCS [4] sind Wirkstoffe anhand ihrer Löslichkeit in wässrigen Medien sowie ihrer Permeabilität in vier Klassen eingeteilt (Tabelle 1.1). Diese Klassifizierung ist Bestandteil von Richtlinien der US Food and Drug Administration (FDA) [5] sowie der Europäischen Arzneimittelagentur (EMA) [6].

Tabelle 1.1: Biopharmazeutisches Klassifizierungssystem BCS.

BCS Klasse	Löslichkeit	Permeabilität
I	Hoch	Hoch
II	Niedrig	Hoch
III	Hoch	Niedrig
IV	Niedrig	Niedrig

Die Definition der Löslichkeit nach BCS unterscheidet sich von der klassischen Löslichkeitsangabe (Masse pro Volumen). Die Löslichkeit gilt als hoch, wenn sich die höchste therapeutische Einzeldosis in einem für die gastrointestinale Auflösung angenommenen Volumen von maximal 250 ml Wasser bei 37±1 °C im pH-Bereich von 1 bis 7,5 löst. Häufig wird anstatt der Löslichkeit das Dosis:Löslichkeitsvolumen (DLV) verwendet, welches man aus dem Quotienten der therapeutischen Dosis (mg) und der Löslichkeit (mg/ml) erhält [7]. Das DLV gibt das Volumen an, in dem die therapeutische Dosis gerade noch löslich ist. Ein DLV von 250 ml bildet die Grenze zwischen hoher und niedriger Löslichkeit nach BCS. Ein Arzneistoff ist demnach gut löslich bei einem DLV, das kleiner als 250 ml ist. Als gut permeabel gilt eine Substanz, wenn die verabreichte Einzeldosis zu über 90 % aus dem Gastrointestinaltrakt resorbiert wird [5].

Neben der Löslichkeit und der Permeabilität von Arzneistoffen kann auch die Lösungsgeschwindigkeit die Resorption und damit die Bioverfügbarkeit peroraler Darreichungsformen einschränken. Dauert die Auflösung eines Wirkstoffs länger als seine Magen-Darm-Passage, ist er praktisch nicht bioverfügbar. So kann die Auflösungsgeschwindigkeit das resultierende Plasmakonzentrations-Zeitprofil beeinflussen. Bei gut löslichen Wirkstoffen der BCS-Klasse I spielt die Auflösungsgeschwindigkeit keine Rolle, wenn die Magenentleerungszeit den geschwindigkeitsbestimmenden Schritt für die Resorption darstellt [8]. Für Substanzen der Klasse II sind das Ausmaß und die Geschwindigkeit der Auflösung entscheidend für die resultierenden Plasmaspiegel. In ihrer Weiterentwicklung des BCS teilten Butler und Dressman, neben weiteren Veränderungen, die Klasse II in zwei Untereinheiten auf (IIa und IIb) [9]. Die Unterteilung erfolgt in lösungsgeschwindigkeits-limitierte (*dissolution limited*, IIa) und löslichkeits-limitierte (*solubility limited*, IIb) Absorption. So hat in letzterem Fall die Reduktion der Partikelgröße nur geringen Einfluss auf die Absorption, wohingegen sie durch Löslichkeitserhöhung, etwa durch grenzflächenaktive Stoffe, verbessert werden kann. Im Gegenzug ist der Einfluss der Partikelgröße groß, wenn die Löslichkeit unproblematisch ist und das Ausmaß der Absorption durch Oberflächenvergrößerung verbessert und damit die Lösungsgeschwindigkeit erhöht werden kann. Für Stoffe der BCS-Klasse III ist in der Regel der Absorptionsschritt geschwindigkeitsbestimmend, während für Klasse IV-Substanzen kombinierte Faktoren ausschlaggebend sein können.

Verfahren, die zu einer Erhöhung der Löslichkeit führen, sind prinzipiell auch dazu geeignet, die Absorption lösungsgeschwindigkeits-limitierter Arzneistoffe zu verbessern, da eine Erhöhung der Löslichkeit immer mit einer Erhöhung der Lösungsgeschwindigkeit einhergeht [10]. Dagegen führen Verfahren zur Verbesserung der Lösungsgeschwindigkeit üblicherweise nicht zu einer Erhöhung der Löslichkeit des Arzneistoffs. Verfahren zur Verbesserung der Löslichkeit bzw. Lösungsgeschwindigkeit lassen sich in zwei Ansätze unterteilen [11]: Während der Entwicklung eines neuen Arzneimittels bietet die präklinische chemische Modifizierung des Arzneistoffmoleküls großes Potenzial, beispielsweise durch Bildung leichter löslicher Salze [12] oder durch Addition hydrophiler funktioneller Gruppen, die im Körper wieder abgespalten werden (*Prodrugs*) [13]. Die zweite Möglichkeit zur Lösungsvermittlung bilden galenische Konzepte, wie die Verwendung von solubilisierenden Hilfsstoffen [14, 15] oder Einschlussverbindungen unter Verwendung von z.B. Cyclodextrine [16]. Weiterhin sind auch galenische Ansätze wie Partikelgrößenreduzierung [17-19], Veränderungen der Kristallstruktur [20, 21] und die Bildung fester Dispersionen geläufig.

1.2 Feste Dispersionen

Als feste Dispersionen werden Systeme im festen Zustand bezeichnet, die einen oder mehrere Wirkstoffe verteilt in einem Träger oder einer Hilfsstoffmatrix enthalten [22]. Feste Dispersionen wurden erstmals 1961 von Sekiguchi und Obi [23] systematisch betrachtet, die eine Verbesserung der Lösungsgeschwindigkeit von schwer wasserlöslichem Sulfathiazol in einer eutektischen Mischung mit Harnstoff feststellten. Mittlerweile finden sich zahlreiche Übersichtsartikel, die feste Dispersionen umfangreich beschreiben [24-27]. Dabei wurde das ursprüngliche Schema [22] durch zahlreiche Forschungsarbeiten im Laufe der Zeit erweitert und angepasst. Ausgehend davon wurden die festen Dispersionen für diese Arbeit in sieben Kategorien eingeteilt (Tabelle 1.2). Die Abgrenzung basiert auf der Anzahl der Phasen sowie der molekularen Ordnung der Substanzen.

Tabelle 1.2: Einteilung der festen Dispersionen.

Phasenlage	Name	Arzneistoff	Träger	Literatur
einphasig	glasartige Lösung	molekulardispers	amorph	[11, 22]
	feste kristalline Lösung	molekulardispers	kristallin	[11, 22]
zweiphasig	amorphes Präzipitat	amorph	amorph	[28]
	teilamorphes Präzipitat	amorph	kristallin	[22]
	glasartige Suspension	kristallin/amorph	amorph	[22]
	Kristallsuspension	kristallin	kristallin	[29]
	eutektisches Gemisch	kristallin	kristallin	[22, 23]

Der Begriff ‚feste Dispersionen' wird als Überbegriff für die verschiedenen Systeme verwendet. Eine weitere Unterteilung erfolgt hinsichtlich der Phasenlage in einphasige und zweiphasige Systeme. In festen kristallinen sowie festen glasartigen Lösungen liegt der Wirkstoff in gelöster Form im amorphen oder kristallinen Träger vor und ist daher molekulardispers und homogen verteilt. Damit ist eine Auflösungsgeschwindigkeit zu erwarten, die lediglich von den Eigenschaften des Trägermaterials abhängt. Die benötigte Energie zum Lösen des Arzneistoffs entfällt, da dieser bereits in molekulardispers verteilter Form an das umgebende Medium abgegeben wird. Dies setzt allerdings voraus, dass der Arzneistoff nicht im Auflösungsmedium kristallisiert [22]. Anders verhält es sich bei den zweiphasigen festen Dispersionen: Hier liegt der Arzneistoff in Form amorpher oder kristalliner Cluster im amorphen oder kristallinen Trägermaterial vor, ist partikulär und damit weniger homogen verteilt. Diesen Systemen liegen verschiedene Ursachen für die verbesserte Lösungsgeschwindigkeit gegenüber dem reinen Arzneistoff bzw. den physikalischen Mischungen zugrunde: So können die durch Mahlprozesse erreichte Reduktion der Partikelgröße oder die Solubilisation durch die Trägersubstanz, die Verhinderung von Agglomeration und Aggregation der Wirkstoffpartikel oder auch die verbesserte Benetzbarkeit durch die hydrophile Matrix sowie die Veränderung des Kristallinitätsgrads bzw. der polymorphen Modifikation zu einer verbesserten Lösungsgeschwindigkeit führen. Gelegentlich werden auch die Komplexe als Kategorie fester Dispersionen beschrieben [30], da einige Polymere sowohl Komplexe als auch feste Dispersionen mit bestimmten Wirkstoffen eingehen. Bei Komplexen bildet sich eine Phase, wobei Wirkstoff und Träger sowohl in amorpher als auch kristalliner Form vorliegen können [30].

1.3 Herstellungsmethoden fester Dispersionen

Nach Chiou und Riegelman werden feste Dispersionen durch Schmelz-, Lösungs- oder Schmelzlösungsmethoden hergestellt [22]. Zu den Schmelzmethoden gehören die Sprüherstarrung, bei der die Schmelze in einer gekühlten Umgebung versprüht wird [31], die Schmelzagglomeration, bei der der Arzneistoff in einem geschmolzenen Bindemittel gelöst und diese Lösung als Bindemittel für die Granulierung verwendet wird [32], sowie die Schmelzextrusion [33], bei der Arzneistoff und Träger in einem beheizbaren Zylinder unter erhöhtem Druck und erhöhter Temperatur vermischt durch eine Düse gepresst werden. Bei der Lösungsmethode werden Arzneistoff und Träger zunächst in einem geeigneten Lösungsmittel gemeinsam gelöst und anschließend das Lösungsmittel verdampft. Die Entfernung des Lösungsmittels kann mithilfe unterschiedlicher Verfahren erfolgen, dazu gehören Gefrier- [34] und Sprühtrocknung [35] oder auch die Trocknung mit Vakuum [36]. Neben den genannten klassischen Methoden gibt es mittlerweile zahlreiche weitere Methoden, feste Dispersionen herzustellen. Dazu gehören die Copräzipitation [37], bei der Arzneistoff und Träger gemeinsam in einem Lösungsmittel gelöst und in einem Nichtlösungsmittel wieder ausgefällt werden oder die Lösung in überkritischen Gasen [38] sowie auch die Covermahlung, ein Zerkleinerungsprozess, an den der nächste Abschnitt anknüpft.

1.4 Covermahlung

In der pharmazeutischen Technologie ist die Einstellung eines Stoffes oder eines Gemisches auf eine bestimmte Partikelgrößenverteilung von wesentlicher Bedeutung im Hinblick auf die bestmögliche Weiterverarbeitung durch Optimierung der Mischungsgüte, der Fließeigenschaften oder der Tablettierbarkeit. Zerkleinerungsprozesse können auch zum Mischen von Pulverkomponenten genutzt werden, wenn neben der Erhöhung der Dispersität des Mahlguts eine möglichst hohe Mischungsgüte im Pulvergemisch erreicht werden soll [39], wie es z.B. für Pulver zur Inhalation der Fall ist. Weiterhin dienen Zerkleinerungsprozesse ebenfalls zur Vergrößerung der spezifischen Oberfläche einer bestimmten Substanzmenge und der daraus resultierenden Verbesserung der Auflösungsgeschwindigkeit in wässrigen Medien [40]. Eine Erhöhung der Sättigungslöslichkeit in wässrigen Medien wird bei Partikelgrößen unterhalb von 1 µm beobachtet [41]. Im Gegensatz dazu kann die Zerkleinerung schwerlöslicher Arzneistoffe auch kontraproduktiv sein, wenn durch den Zerkleinerungsvorgang neu gebildete Oberflächen den hydrophoben Charakter des Arzneistoffs verstärken und somit schlechter benetzbar sind [40]. Dies kann insbesondere bei Arzneistoffen der BCS-Klasse II auftreten, weshalb sich in diesen Fällen die Vermahlung des Arzneistoffs mit einem oder mehreren hydrophilen Hilfsstoffen anbietet. Diese Einbettung der hydrophoben Arzneistoffpartikel in eine hydrophile Matrix wird als Covermahlung bezeichnet. Die Covermahlung (englisch: *Cogrinding* oder *Comilling*) stellt damit eine ebenso einfache wie auch effektive Methode dar, physikochemische Eigenschaften wie Lösungsgeschwindigkeit, Löslichkeit und Stabilität verschiedener Arzneistoffe zu verbessern. Tabelle 1.3 fasst Anwendungsbereiche für die Covermahlung zusammen. Vereinzelt wird die Covermahlung zur Herstellung von Cokristallen [42, 43] oder Formulierungen mit modifizierter Wirkstofffreisetzung [44, 45] eingesetzt. Auch die Verbesserung der Kompaktibilität und Stabilität von Tabletten mithilfe covermahlener Tablettierhilfsstoffe [46] ist bekannt. Vielfach konnte die Bildung verschiedener Komplexe gezeigt werden, die teilweise über eine erhöhte Produktstabilität verfügen [47-49]. Den zahlenmäßig größten Anteil bilden jedoch Anwendungen zur Verbesserung der Auflösungsgeschwindigkeit und Löslichkeit schwer wasserlöslicher Arzneistoffe, auf die im Folgenden näher eingegangen wird.

Die Erhöhung der Löslichkeit durch Covermahlung beruht einerseits auf der Bildung von Einschlusskomplexen mit verschiedenen Cyclodextrinen [50-52], der Erzeugung von Partikeln im Größenbereich von 50–200 nm [53] und andererseits dem Zusatz großer Mengen Solubilisatoren [54]. Eine Verbesserung von Auflösungsgeschwindigkeit und Löslichkeit wird oftmals durch Bildung energiereicher, amorpher Zustände [55-59] erreicht. Eine erhöhte Lösungsgeschwindigkeit lässt sich auch unter Erhalt der Kristallinität erzielen, z.B. durch die mit der Mikronisierung verbundenen Erhöhung der spezifischen Oberfläche oder der Verwendung von Trägermaterialien, welche die Agglomeration der Arzneistoffpartikel unterdrücken [60-63].

Tabelle 1.3: Überblick über die Anwendungsgebiete der Covermahlung.

Anwendungs-gebiet	verwendete Mühlenart	Ansatz-größe	Mahl-dauer	verwendete(r) Arzneistoff(e)	verwendete(r) Hilfsstoff(e)	Quelle
	Mörser und Pistill	0,4 g	k. A.	Nimesulid	Lactose, MCC	[64]
	Planeten-Kugelmühle	3 g	4–12 min	Ibuprofen	PEG	[65]
	Kugelmühle	k. A.	24 h	Diazepam	Pullulan	[66]
	Kugelmühle	k. A.	24 h	Furosemid	Crospovidon	[67]
	Kugelmühle	55 ml	120 min	Substanz-174	Mannitol	[60]
	Kugelmühle	48 g	120 min	Lansoprazol	β-CD, PVP, HPMC, PEG	[55]
	Kugelmühle	10 g	180 min	Gliclazid	PVP, MCC, Crospovidon	[56]
	Kugelmühle	4 g	30–120 min	Nifedipin	PVP, PEG, HPMC, SDS	[57]
	Kugelmühle	20 g	180 min	Carbamazepin	MCC	[62]
	Kugelmühle	3,5 g	10 min	Nifedipin, Griseofulvin	PEG, HPMC, PVP	[61]
Verbesserung der	Planeten-Kugelmühle	3 g	1–40 min	Sulfathiazol, Piroxicam	PVP	[68]
Auflösungs-	Planeten-Kugelmühle	1,5 g	120 min	Nimesulid	PVP	[69]
geschwindigkeit	Mikro-Schwingmühle	k. A.	60 min	Naproxen	Chitosan	[70]
	Mikro-Schwingmühle	k. A.	60 min	Naproxen	Chitosan, PVP	[71]
	Mikro-Schwingmühle	k. A.	60 min	Naproxen	Chitosan	[72]
	Schwingmühle	0,5 g	60 min	Naproxen	HP-β-CD	[73]
	Schwingmühle	1 g	5–30 min	Glisentid	PVP	[58]
	Schwingmühle	1,5–4 g	5–40 min	Nifedipin	Natriumdeoxycholat	[59]
	Schwingmühle	1 g	60 min	Ibuproxam	PVP, PEG, Harnstoff	[74]
	Schwingmühle	100 g	120 min	Phenytoin	mikrokristalline Cellulose	[75]
	Luftstrahlmühle	0,5–1 g/min	-	EMD 57033	Lactose, HPMC, Lactose	[76]
	Luftstrahlmühle	0,5–1 g/min	-	EMD 57033, Felodipin	SDS, Maisstärke, PVP,	[63]
	Luftstrahlmühle	0,5–1 g/min	-	Fenofibrat	Lactose, PVP, HPMC	[77]
	Luftstrahlmühle	1–10 g/min	-	Ibuprofen	PVP	[78]

	Ringwalzenmühle	1 g	5–40 min	Griseofulvin	Maltose, Lactose, Maisstärke	[79]
	Korbmühle	ca. 5 g	60 min	Ginsenoside	Ginsenoside	[80]
Erhöhung der Löslichkeit	Schwingmühle	k. A.	60 min	Dehydroepiandosteron	α-CD, Glycin	[81]
	Schwingmühle	2,5 g	10 min	Probucol	Polymethacrylat-Copolymer	[53]
	Glasmörser und Pistill	k. A.	20 min	Loratadin	HP-β-CD	[50]
	Kugelmühle	k. A.	10 min	FPFS-410	verschiedene Cyclodextrine	[51]
	Kugelmühle	5 g	180 min	Phenytoin	Stearinsäure, SLS, DCNa	[54]
	Kugelmühle	50 g	60 min	Silybin A und B	PVP, Ac-di-Sol	[82]
	Kugelmühle	0,015 g	120 min	Glibenclamid	Cyclodextrin	[52]
Bildung von Komplexen	Schwingmühle	k. A.	10 min	Indomethacin	Dextrin	[83]
	Schwingmühle	k. A.	10 min	Pranlukast	verschiedene Cyclodextrine	[84]
	Schwingmühle	0,2 g	5–15 min	Loratadin	HP-β-CD	[85]
	Stabmühle	1 g	10–60 min	Actarit	β-CD	[86]
	Stabmühle	3 g	60 min	Cholsäure	verschiedene Parabene	[49]
	Kugelmühle	48 g	bis 3 Tage	Indomethacin	Neusilin	[87]
	Kugelmühle	0,5 g	48 h	Fentanyl	β-CD	[88]
	Mörser und Pistill	k. A.	45 min	Irbesartan	Cyclodextrin	[89]
	Mörser und Pistill	0,05 – 0,35 g	10–40 min	Naproxen	Maltoheptaose	[48]
	Prallkörpermühle	2 g	60 min	Quinapril-HCl	Neusilin (Mg-Al-Metasilikat)	[90]
	Prallkörpermühle	2 g	60 min	Quinapril-HCl	Neusilin (Mg-Al-Metasilikat)	[47]
Cokristalle	Kugelmühle	0,5 g	bis 30 min	Carbamazepin	Sacharin	[42]
	Mörser und Pistill	k. A.	60 min	Sufamethazin	Theophyllin	[43]
Modifizierte Freisetzung	Schwingmühle	10–11 g	1–120 min	Theophyllin-Anhydrat	Magnesiumstearat	[45]
	Fliehkraft-Kugelmühle	5 g	0,5–30 min	Pentoxifyllin	verschiedene Wachse	[44]

Ein weit verbreitetes Problem der Covermahlung ist die geringe Effizienz des Prozesses durch die geringe Ansatzgröße und die notwendigen, langen Beanspruchungszeiten. Probenvolumina von weniger als 50–500 mg sind nicht selten [48, 52, 64, 74, 85, 88], die Mahldauer kann im Einzelnen länger als 24 Stunden in Anspruch nehmen [66, 67, 87, 88]. Gerade für Kugelmühlen werden lange Mahldauer beschrieben [91]. Die Vergrößerung der Mahlkammer im Rahmen eines Scale-Up-Prozesses ist eine geeignete Möglichkeit zur Erhöhung der Prozesseffektivität. Die für die Covermahlung hauptsächlich verwendeten Schwing- und Kugelmühlen stellen im Falle der Zerkleinerung im Mikrometerbereich jedoch eine technische Herausforderung für ein Scale-Up dar. Die Gewährleistung des gleichen Bewegungszustandes der Mahlraumfüllung in Mühlen mit größeren Durchmessern [92] kann zur Limitation im Scale-Up werden. Geometrische Größen wie das Länge/Durchmesser-Verhältnis des Mahlgefäßes, der Durchmesser der Mahlkörper und das Kammer- zu Mahlkörpervolumen lassen sich hochskalieren. Materialspezifische Stoffeigenschaften wie die Partikelgröße, Härte und Sprödigkeit der Ausgangsstoffe verändern sich hingegen nicht, können aber ebenfalls den hochskalierten Prozess negativ beeinflussen [93].

1.5 Luftstrahlmahlung als kontinuierlicher Prozess

Eine mögliche Umgehung der Scale-Up Problematik bieten kontinuierliche Fertigungsprozesse. Diese sind in den letzten Jahren in den Fokus der pharmazeutischen Industrie gerückt. Sie werden z.B. für die Herstellung fester Darreichungsformen seitens der FDA empfohlen, da sie in Verbindung mit einer besseren Prozesskontrolle auf einfachere Weise eine gleichbleibende Produktqualität ermöglichen [94]. Auch für Mahlprozesse existieren kontinuierliche Verfahren. Luftstrahlmühlen wurden in diesem Zusammenhang bereits zur Covermahlung schwerlöslicher Arzneistoffe eingesetzt [63, 76-78], aber noch nicht hinreichend auf ihre Eignung und Limitationen untersucht.

Die Luftstrahlmühle oder Spiralstrahlmühle ist eine Form der Strahlmühle, deren Name sich aus dem prinzipiellen Aufbau des Gerätes ableitet. Sie besteht aus einer flach gewölbten, zylindrischen Mahlkammer, an deren Umfang Mahldüsen angeordnet sind, über die die Mahlluft eingeblasen wird. Durch den tangentialen Düsenanstellwinkel entsteht ein komplexes, gerichtetes Strömungsfeld, das vereinfacht als spiralförmiger Verlauf des zirkulierenden Mahlgases im Uhrzeigersinn betrachtet werden kann. Durch den um 1 bar höher eingestellten Injektordruck wird das Mahlgut aus dem Aufgabetrichter über den Injektor angesaugt, beschleunigt und der Mahlkammer von oben zugeführt. Dieser Effekt beruht auf der Bernoulli-Gleichung, in der die Beziehung zwischen Druck und Geschwindigkeit von Fluidströmungen beschrieben wird. Nach Bernoulli ist der Gesamtdruck einer Strömung als Summe aus statischem und dynamischem Druck konstant. Bei einem engen Querschnitt liegt eine hohe Durchflussgeschwindigkeit vor. Eine Aufweitung des Querschnitts führt zu einer Verlangsamung der Durchflussgeschwindigkeit. In der Luftstrahlmühle folgt auf den engen Düsenquerschnitt des Injektors eine Aufweitung in der Zuführung zur Mahlkammer. Die nach Bernoulli auftretende Druckerniedrigung führt zu einem Unterdruck, der aufgegebenes Mahlgut einsaugt und in die Mahlkammer transportiert. Dort wird das zu mahlende Gut von den aus den Düsen austretenden Mahlstrahlen erfasst, in diesen beschleunigt und durch gegenseitige Teilchenstöße zerkleinert. Abbildung 1.1 zeigt schematisch das Verfahrensteil der Luftstrahlmühle. Eine detaillierte Beschreibung zur Funktionsweise der einzelnen Bauteile erfolgt in Kapitel 6.2.1.

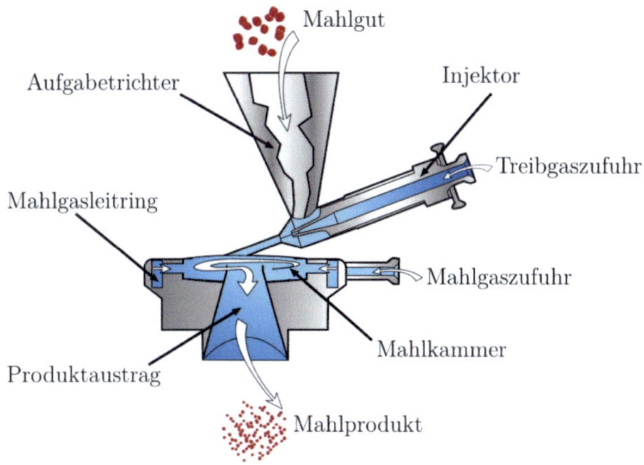

Abbildung 1.1: Schematische Darstellung des Mahlprozesses in der Luftstrahlmühle.

Für die Zerkleinerung in der Luftstrahlmühle erfolgt die Beanspruchung durch Prall, d.h. durch die beim Teilchenstoß ausgetauschte Stoßenergie (Beanspruchungsart II nach Rumpf) [95]. Die hohen Endgeschwindigkeiten des Mahlguts führen zu hohen Beanspruchungsintensitäten, was plastische Deformationen der Partikel oder die Entstehung von Gitterdefekten innerhalb der Kristallstruktur zur Folge haben kann. Feines Produkt wird auf einer spiralförmigen Flugbahn immer weiter nach innen getragen und verlässt die Mahlkammer über ein sogenanntes Tauchrohr. Zu grobe Partikel verbleiben in der Kammer und werden erneut von den Mahlstrahlen erfasst. In Verbindung mit einem kontinuierlich arbeitenden Pulverdosierer lässt sich auf diese Weise ein Prozess etablieren, bei dem der Mahlkammer ständig neues Pulver zugeführt wird, das diese nach Erreichen einer bestimmten Endfeinheit wieder verlässt.

Die Vor- und Nachteile der Luftstrahlmahlung als kontinuierlicher Prozess sind im Folgenden dargestellt. Vorteilhaft ist

- die Möglichkeit, aufgrund der hohen Relativgeschwindigkeiten einen hohen Grad an Feinheit zu erzielen (<10 µm) [96],
- die üblicherweise enge Partikelgrößenverteilung aufgrund der Sichtung in der Mahlkammer [97],
- die kurzzeitige Materialbelastung durch schnelle Mahlung und anschließendem Austrag über das Tauchrohr (die Aufenthaltsdauer der Partikel bis zur maximalen Zerkleinerung hängt von den Materialeigenschaften, wie Sprödigkeit und Materialhärte, ab) [98],
- der durch die Mahlung erhöhte Dispersitätsgrad des Mahlguts [39],
- die erleichterte Verarbeitung von thermoempfindlichen Arznei- oder Hilfsstoffen, da Erwärmungen des Mahlguts aufgrund der Zerkleinerung durch die sehr kurzen Beanspruchungszeiten und durch einen kühlenden Luftstrom verhindert werden. Die Kühlwirkung beruht auf dem Joule-Thomson-Effekt [98], dem Verdampfen von adsorbiertem Wasser im Mahlgut und dem Energieverbrauch während der Mahlung,
- das Zerkleinerungsprinzip ohne Verwendung von Mahlwerkzeugen, wodurch Verunreinigungen durch Metallabrieb nahezu ausgeschlossen sind,
- der Einsatz eines inerten Mahlgases wie Stickstoff, durch das oxidationsempfindliche Stoffe vor Sauerstoff geschützt werden können [99].

Diesen Vorteilen stehen allerdings auch Nachteile gegenüber:

- Luftstrahlmühlen haben einen hohen spezifischen Energiebedarf für den Mahlvorgang [100], da ein erheblicher Teil der Energie für Reibung und zur Beschleunigung des Mahlguts verbraucht wird. Je feiner das Mahlprodukt werden soll, desto weniger lässt sich eine energetisch effektive Mahlung erzielen [92].
- ein eventuelles Aufbauen von verdichtetem Pulver in der Mahlkammer oder am Tauchrohr kann den Zerkleinerungsgrad durch das verringerte Kammervolumen oder durch verstopfte Mahlgasdüsenöffnungen negativ beeinflussen [98].

Insgesamt bietet die Luftstrahlmühle das Potential zur kontinuierlichen Herstellung fester Dispersionen mittels Covermahlung und sollte in der vorliegenden Arbeit eingesetzt werden.

2 Ziele der Arbeit

Ziel der Arbeit ist es, die Eignung der kontinuierlichen Covermahlung mittels Luftstrahlmühle als Verfahren zur Herstellung fester Dispersionen schwer wasserlöslicher Arzneistoffe zu untersuchen.

Zunächst galt es die Luftstrahlmühle sowie ihre Pulverdosiereinheit für die Herstellung fester Dispersionen zu optimieren. Im Rahmen der statistischen Versuchsplanung sollte ein Versuchsraum aufgestellt werden, in dem ein robuster Prozess Endprodukte mit gleichbleibenden Qualitätsparametern liefert. Griseofulvin diente hierbei als Modell für einen schwer wasserlöslichen Arzneistoff, dessen Eigenschaften durch die Covermahlung verbessert werden sollten (Kapitel 3.1).

Die physikochemische Charakterisierung sowie Untersuchungen zur gezielten Wirkstofffreisetzung stellten dabei einen zentralen Teil der Arbeit dar. Um eine möglichst vollständige Aufklärung der Festkörpereigenschaften hergestellter Formulierungen zu erzielen, war es vorab erforderlich, Methoden zur Charakterisierung zu entwickeln und zu etablieren (Kapitel 3.2).

Zur Herstellung fester Dispersionen sollten unterschiedliche pharmazeutisch genutzte Trägermaterialien mit dem Modellarzneistoff Griseofulvin covermahlen werden. Diese Kombinationen sind bekannt dafür, verschiedene Arten fester Dispersionen, wie feste kristalline oder glasartige Lösungen sowie Eutektika, zu bilden. Die Luftstrahlmahlung sollte dabei auf ihre Eignung zur Herstellung dieser zubereitungen getestet werden (Kapitel 3.3).

Nach dem Hilfsstoff-Screening zur Optimierung des Freisetzungsverhaltens sollte diejenige feste Dispersion weitergehend analysiert werden, die das am stärksten beschleunigte Freisetzungsverhalten zeigte. Dabei galt es, neue Anhaltspunkte über Art und Ursachen der verbesserten Eigenschaften zu erhalten (Kapitel 3.4).

Die gewonnenen Ergebnisse sollten anschließend auf ihre Übertragbarkeit auf die weiteren Modellarzneistoffe Carbamazepin, Phenytoin und Spironolacton getestet werden (Kapitel 3.5).

3 Ergebnisse und Diskussion

3.1 Mühlenvalidierung

3.1.1 Einleitung

Das bei der Luftstrahlmahlung erreichte Mahlergebnis wird maßgeblich durch die Wahl der Arbeitsbedingungen bestimmt. Diese unterteilen sich in geometrische und operative Parameter [101]. Zu den geometrischen Parametern werden Einflussgrößen gezählt, die sich aus Aufbau und Geometrie der Mühle ergeben. Darunter fallen der Aufbau der Mahlkammer (Durchmesser und Höhe), der Durchmesser der Injektordüse sowie Anzahl, Durchmesser und Anstellwinkel der Mahldüsen. Auch die verwendete Dosiereinheit zur Probenaufgabe zählt zu den geometrischen Einflussgrößen. Operative Parameter hingegen beschreiben Stellgrößen, die bei jeder Mahlung individuell reguliert werden können, wie der Mahldruck, der Injektordruck und die Pulverdosierrate [101]. In diesem Kapitel soll der Einfluss dieser Parameter auf die Beschaffenheit des Mahlguts dargestellt werden. Das Hauptaugenmerk lag auf der Variation der operativen Einflussgrößen. Insbesondere wurde die Bedeutung von Mahldruck und Pulverdosierrate präzisiert und auf Grundlage der statistischen Versuchsplanung belegt. Zunächst musste jedoch der zu verwendende Pulverdosierer im Hinblick auf Gleichmäßigkeit und Genauigkeit der Dosierrate näher untersucht werden.

3.1.2 Einfluss der Pulverdosierung

3.1.2.1 Pulverdosierer

Über den Pulverdosierer lässt sich die Füllung in der Mahlkammer und damit die Beanspruchung des Mahlguts kontrollieren. Ein kontinuierlich förderndes Dosiersystem erlaubt sowohl eine genaue und gleichmäßige Dosierung des Pulvers in die Mahlkammer als auch die Aufrechterhaltung festgelegter Mahlbedingungen über die gesamte Versuchsdauer. Von Herstellerseite wurde die Luftstrahlmühle mit einer Vibrations-Schüttelrinne (Retsch DR100) bestückt. Vogt [102], der die gleiche Mühlen-Konfiguration ebenfalls zur Herstellung covermahlener Formulierungen eingesetzt hat, zeigte, dass der Prozess zu Schwankungen des Wirkstoffgehalts führen konnte. Eine Überprüfung des Gehalts des Mahlguts war zwingend erforderlich. Während Vogt in seiner Arbeit Entmischungen auf der Schüttelrinne als Ursache für die Gehaltsschwankungen ausschloss, wurden in Vorversuchen zu dieser Arbeit formulierungsabhängige Entmischungstendenzen auf der Schüttelrinne festgestellt. Besonders kohäsive Mahlgüter ließen sich dabei nur schlecht bis gar nicht über die Schüttelrinne dosieren. Aus diesem Grund wurde nach Alternativen zur Schüttelrinne gesucht, die eine gleichmäßige und genaue Dosierung im Bereich der möglichen Aufgabemenge der Luftstrahlmühle (2-6 g/min) ermöglichen [103]. Mit den Differential-Dosierwaagen KT-20 und FW18 wurden Alternativen zur Schüttelrinne DR100 gefunden, die auf ihre Eignung untersucht wurden (vgl. Tabelle 6.4).

3.1.2.2 Richtigkeit und Dosierpräzision

Die Pulverdosierer wurden hinsichtlich ihrer Richtigkeit und Präzision untersucht [104]. Das Validierungselement ‚Richtigkeit' bezieht sich auf den Abstand eines einzelnen Wertes vom Sollwert, während die ‚Präzision' den Grad der Streuung der einzelnen Werte um den Mittelwert beschreibt. Abweichend von der ICH-Leitlinie wurden im Rahmen der Ergebnisdiskussion die Begriffe Dosiergenauigkeit und -gleichmäßigkeit sinngemäß verwendet. Eine hohe Dosiergenauigkeit lag dann vor, wenn die gemessene Dosierrate dem eingestellten Sollwert entsprach. Eine gleichmäßige Pulverdosierung lag vor, sobald die Dosierrate frei von Fluktuationen war. Tabelle 3.1 zeigt die Dosiergenauigkeit verschiedener Pulverdosierer bei unterschiedlichen Dosierraten (vgl. Abschnitt 6.2.1.2). Bei der Ermittlung der Dosiergenauigkeit handelt es sich um eine Langzeit-Messung, bei der die Massenänderung pro Minute bestimmt wird. Dieses Zeitintervall ermöglicht dem Regler des Pulverdosierers, während der Messung gegenzusteuern. Eine Kombination bestehend aus 90 % Mannitol und 10 % Griseofulvin diente als Beispiel für eine binäre Pulvermischung mit ausgeprägt schlechtem Fließverhalten.

Tabelle 3.1: Dosiergenauigkeit der verwendeten Pulverdosierer (n=30, MW±s) (vgl. auch Abschnitt 6.2.1.2: Bestimmung der Dosiergenauigkeit).

Dosierer	2 g/min	4 g/min	6 g/min	Anmerkung
DR100	1,48 ± 0,49	3,59 ± 0,53	5,58 ± 2,39	Amplitude 60, 62, 65
FW18	*	1,72 ± 0,13	4,39 ± 0,18	*nicht möglich
KT-20	2,00 ± 0,04	4,00 ± 0,04	5,99 ± 0,04	
KT-20 +DR100	2,00 ± 0,08	4,00 ± 0,05	5,99 ± 0,09	

Die standardmäßig mitgelieferte Schüttelrinne wurde über einen elektromagnetischen Wurfvibrator in 60 Hz Schwingungen versetzt und sollte auf diese Weise einen gleichmäßigen Materialtransport erzeugen [105]. Die Schwingungsintensität und damit die Dosiergeschwindigkeit wurde über einen Drehregler stufenlos eingestellt. Von möglichen Schwingungsamplituden von 0 bis 99 wurden für den angestrebten Dosierbereich Amplituden von 60 (2 g/min) bis 65 (6 g/min) genutzt. Der analog zu justierende Drehregler war dabei ursächlich für Reproduzierbarkeitsschwierigkeiten. Darüber hinaus zeigte sich eine Entmischung von Mannitol und Griseofulvin auf der Schüttelrinne. So ergaben sich durch den Drehregler sowie den zugrundeliegenden Dosiermechanismus bereits zwei

Fehlerquellen, die sich negativ auf die Dosiergenauigkeit auswirkten. Mit dem Einschneckendosierer FW18 war es nicht möglich, weniger als 4 g/min zu dosieren. Für Dosierraten von 4 und 6 g/min war es trotz verschiedener Modifikationen der Dosierschnecke (unterschiedliche Schneckendurchmesser mit variierenden und Steigungen und Gangtiefe der Schnecken) nicht möglich, innerhalb von 10 Minuten den angestrebten Sollwert zu erreichen. Erst ab Pulverdosierraten von 10 g/min und damit außerhalb des angestrebten Dosierbereichs ermöglichte dieser Dosierer eine gute Dosiergenauigkeit. Im Gegensatz dazu zeigte der KT-20 Doppelschneckendosierer bereits bei Dosierraten von 2 bis 6 g/min eine hohe Genauigkeit, obwohl er für eine Nutzung einer 10fach höheren Aufgabemenge spezifiziert ist. Die vergleichsweise langsam drehenden Schnecken des KT-20 begünstigten jedoch eine Agglomeration der Ausgangsstoffe und damit eine teilweise inhomogene Dosierung. In einem weiteren Versuch wurde der Dosierer mit der Schüttelrinne kombiniert (Abbildung 3.1). Auf diese Weise sollte die gute Dosiergenauigkeit des KT-20 um einen gleichmäßigen Pulvertransport durch Auffächern der Agglomerate ergänzt werden. Die Kombination mit einer verkürzten Schüttelrinne (5 cm) zeigte dabei eine gleichbleibend gute Dosiergenauigkeit.

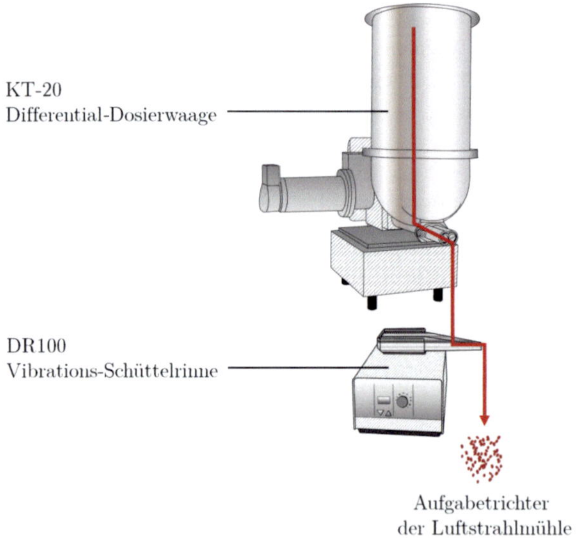

Abbildung 3.1: Modifizierung der Pulverdosierung: Durch Kombination des Doppelschneckendosierers und der Vibrations-Schüttelrinne sollte durch Auffächern der Agglomerate auf der Schüttelrinne die gute Dosiergenauigkeit des KT-20 um einen gleichmäßigen Pulvertransport ergänzt werden.

3.1.2.3 Gleichförmigkeit der Pulverdosierung

Hinsichtlich der Anforderungen an einen Pulverdosierer für die Luftstrahlmahlung ist eine hohe Dosiergenauigkeit nicht der einzig wichtige Faktor. Auch die Gleichförmigkeit der Dosiereinheit ist von bedeutendem Interesse. Für ein optimales Mahlergebnis müssen die Mahlbedingungen über die Dauer des Mahlvorgangs konstant gehalten werden. Abbildung 3.2 zeigt die Gleichförmigkeit der verschiedenen Pulverdosierer über 10 Minuten für die drei untersuchten Dosierraten (vgl. Abschnitt 6.2.1.3). Während die gravimetrisch regulierten Schneckendosierer laufend über den eingebauten PID-Regler den aktuellen Ist- mit dem geforderten Soll-Wert vergleichen und bei Abweichung gegensteuern konnten, war bei der Schüttelrinne einzig die Steuerung über den eingestellten Amplitudenwert möglich. Auf die Schüttelrinne gegebenes Material wurde durch die Schwingungsintensität aufgefächert und transportiert, was zu periodischer Über- bzw. Unterdosierung führte. Dadurch zeigte die Schüttelrinne bei allen untersuchten Dosierraten über den gemessenen Zeitraum eine schlechtere Gleichförmigkeit verglichen mit den beiden anderen Pulverdosierern. Während die Kombination von KT-20 und Schüttelrinne verglichen mit dem isolierten KT-20 die Dosiergenauigkeit nicht veränderte, wurde die Gleichförmigkeit der Pulverdosierung durch die Kombination verbessert. Verglichen mit den Ergebnissen zur Dosiergenauigkeit (Tabelle 3.1) scheinen die in Abbildung 3.2 dargestellten Dosierraten von KT-20 und FW18 Genauigkeitsunterschiede zu zeigen. Dies liegt an der unterschiedlichen Ermittlung der Dosiergenauigkeit und -gleichmäßigkeit (vgl. Abschnitte 6.2.1.2 und 6.2.1.3) bzw. der verwendeten Abtastrate beim jeweiligen Verfahren. Während Untersuchungen zur Dosiergenauigkeit mit einer Abtastrate von 1/60 Hz als Langzeit-Messung durchgeführt wurden, erfolgte die Ermittlung der Gleichmäßigkeit der Pulverdosierung bei einer Abtastrate von 1 Hz, um Fluktuationen in der Dosierrate zu überprüfen. Auf diese Weise wurden pro Minute 60 Messwerte aufgenommen. Letztere Darstellung ist daher ungeeignet, um eine Aussage über die Dosiergenauigkeit zu machen.

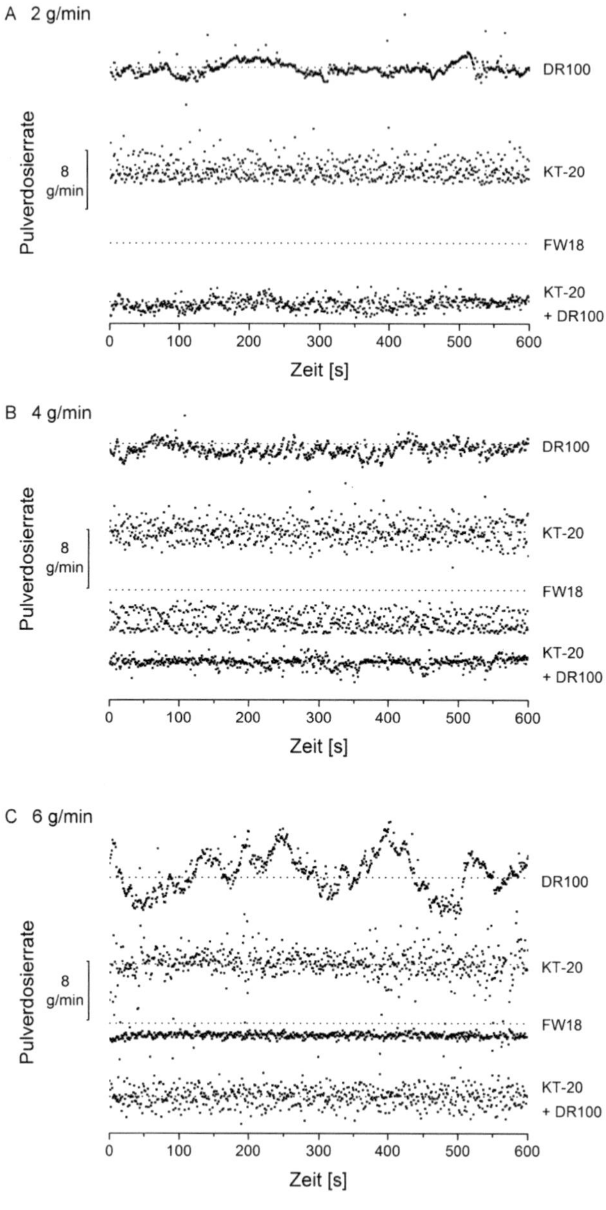

Abbildung 3.2: Gleichmäßigkeit der Pulverdosierung mit einer Mischung aus 90 % Mannitol und 10 % Griseofulvin. Von oben nach unten sind exemplarisch Dosierverläufe von 2 g/min, 4 g/min, sowie 6 g/min (A-C) mit den verschiedenen Pulverdosierern aufgeführt. Die jeweilige Solldosierrate ist als gestrichelte Linie dargestellt.

Durch die Vereinigung einer Feedback-gesteuerten Dosiereinheit mit der Auffächerung auftretender Pulveragglomerate durch die Schüttelrinne konnte eine gleichmäßige Pulverdosierung erreicht werden. Um eine Aussage über die Gleichmäßigkeit der Dosierrate machen zu können, musste diese auf systematische und periodische Trends untersucht werden. Ein Werkzeug zum Nachweis systematischer Trends ist die Regressionsanalyse der Pulverdosierrate (vgl. Absatz 6.2.1.3). Dabei wurde das Signifikanzniveau p der Regression bei einer bestimmten Dosierrate betrachtet. Im Allgemeinen bezeichnet man ein $p \geq 0{,}05$ als statistisch nicht signifikant [106]. Lag das Signifikanzniveau der Regressionsanalyse einer Pulverdosierrate (Messdauer: 10 min) außerhalb des signifikanten Bereichs von $p \geq 0{,}05$, so konnten systematische Trends ausgeschlossen werden. Ein Signifikanzniveau von $p \leq 0{,}05$ dagegen kennzeichnete statistisch signifikante Befunde [106]. Tabelle 3.2 zeigt die Auswertung der Regressionsanalyse für alle getesteten Dosierraten.

Tabelle 3.2: Regressionsanalyse Pulverdosierung.

Dosierrate	FW18	DR100	KT-20	KT-20+DR100
		$p < 0{,}001$	$p = 0{,}887$	$p = 0{,}815$
2 g/min	nicht möglich	$p < 0{,}001$	$p = 0{,}973$	$p = 0{,}864$
		$p = 0{,}014$	$p = 0{,}958$	$p = 0{,}730$
	$p = 0{,}002$	$p = 0{,}016$	$p = 0{,}862$	$p = 0{,}977$
4 g/min	$p = 0{,}374$	$p < 0{,}001$	$p = 0{,}962$	$p = 0{,}561$
	$p = 0{,}650$	$p < 0{,}001$	$p = 0{,}978$	$p = 0{,}828$
	$p = 0{,}839$	$p = 0{,}188$	$p = 0{,}913$	$p = 0{,}231$
6 g/min	$p = 0{,}036$	$p < 0{,}001$	$p = 0{,}793$	$p = 0{,}115$
	$p < 0{,}001$	$p < 0{,}001$	$p = 0{,}772$	$p = 0{,}136$

Auf Basis der Datenlage ist lediglich die Verwendung der Differential-Dosierwaage KT-20 mit oder ohne Benutzung der Schüttelrinne DR100 nicht von systematischen Trends behaftet. Beim Flexwall-Dosierer FW18 traten vereinzelte systematische Trends auf, die aber vermutlich in der Problematik der fehleranfälligen Regelung bei niedrigen Dosierraten zu suchen waren. Bei Verwendung der Vibrationsschüttelrinne zeigten sich hoch signifikant systematische Trends in der Pulverdosierrate. Doch selbst bei diesen Trends war der Anstieg der Regressionsgeraden nicht höher als 0,005 g/min. Als praktisch relevant muss dies erst dann angesehen werden, wenn der Prozess über einen längeren Zeitraum kontinuierlich betrieben werden soll. Da dies im Rahmen dieser Arbeit der Fall war, ist der Einsatz der Schüttelrinne nur bedingt empfehlenswert.

Neben systematischen Trends in der Dosierrate können insbesondere bei PID-geregelten Pulverdosierern periodische Trends in Form von Schwingungen während der Dosierung auftreten. Mittels schneller Fourier-Transformation (FFT) war es möglich, Schall- und Schwingungssignale in ihre Frequenzanteile zu zerlegen und so zusätzliche Informationen zu erlangen. Ein Signal aus dem Zeitbereich wurde in ein Frequenzspektrum überführt, wodurch die Korrelation von periodischen Trends in der Dosierrate durch ihre Amplitude und Frequenz ermöglicht wurde. Über die Amplitudenauswertung bei einer bestimmten Frequenz konnte auf diese Weise eine Aussage über die Ausprägung und Dauer etwaiger periodischer Schwingungen getroffen werden. Die tolerierbare Amplitude der Schwingung war dabei abhängig von der verwendeten Pulverdosierrate, während die Periodendauer für eine gleichmäßige Dosierung minimal sein sollte. Die FFT-Auswertung für den FW18 zeigte einen periodischen Effekt bei 0,54 Hz (Abbildung 7.1A im Anhang). Dieser war allerdings aufgrund der beschränkten Abtastrate der Waage von 5 Hz nicht hinreichend genau als scharfer Peak darzustellen. Die Abtastrate war zu klein, um Effekte verlässlich schätzen zu können. Dennoch lag diese Periodendauer im selben Größenbereich wie die Drehzahl der Schnecke bei der entsprechenden Dosierrate. Die FFT-Auswertung der Schüttelrinne (Abbildung 7.1B im Anhang), des Zweischneckendosierers KT-20 und der Kombination aus KT-20/DR100 (Abbildung 7.1C und D im Anhang) zeigten keine diskreten Frequenzen, aus der sich eine Periodizität ableiten ließe.

Während Unterschiede in der Gleichmäßigkeit der Dosierleistung zwischen der Schüttelrinne und den gravimetrischen Pulverdosieren sofort erkennbar waren (Abbildung 3.2), gestaltete sich der Vergleich von KT-20 und der Kombination aus KT-20 und Schüttelrinne schwieriger. Die kumulative Auftragung der Pulverdosierrate über den untersuchten Versuchszeitraum von 10 Minuten konnte bestehende Unterschiede allerdings verdeutlichen (Abbildung 3.3). Grundsätzlich galt: je enger die Verteilung, desto gleichmäßiger die Pulverdosierrate. Abbildung 3.3 zeigt die Summenverteilungskurven für die verschiedenen Dosierertypen bei Solldosierraten von 2, 4 und 6 g/min. Die gravimetrisch regulierten Dosierer KT-20 und FW18 zeigten breitere Verteilungen als die Schüttelrinne. Ursache für diesen zunächst paradoxen Effekt dürften die unter dem vorgegebenen Einsatzbereich gewählten Dosierraten der beiden Schneckendosierer sein. Doch brachte auch der Wechsel auf Förderschnecken mit kleineren Durchmessern (von 18 auf 9 mm) für geringere Austragsraten im Fall des FW18 keine Verbesserung des Dosierverhaltens. Die in dieser Arbeit angestrebten Dosierraten lagen nach wie vor weit unter dem optimalen Arbeitsbereich der Dosierer. Bei niedrigen Dosierraten zeigte sich weiterhin ein Nachteil von eingängigen gegenüber Doppelschneckendosierern: Während bei der Einzelschnecke mit jeder Schneckenumdrehung nur einmal Pulver ausgeschüttet wurde, war bei einem Zweischneckendosierer durch den zweifachen Austrag bei einer Umdrehung des Schneckenpaars ein deutlich homogenerer Pulveraustrag zu beobachten.

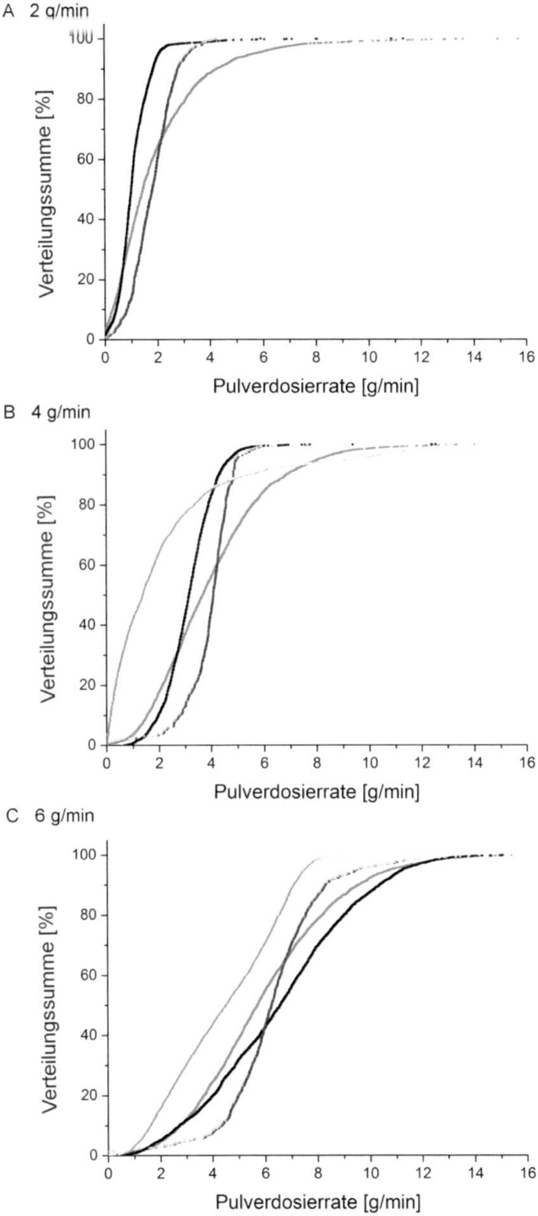

Abbildung 3.3: Gleichmäßigkeit der Pulverdosierung. Vergleich verschiedener Pulverdosierer bei Solldosierraten von 2, 4 und 6 g/min (A-C). ■KT-20 ■DR100 □KT-20/DR100 □FW18

Die Kombination aus KT-20 und Schüttelrinne führte besonders bei niedrigen Dosierraten zu einer Reduktion der Verteilungsbreite. Zudosiertes Pulver wurde auf der Schüttelrinne breiter aufgefächert, wodurch ein gleichmäßigerer Materialfluss realisierbar war.

Um die Gleichförmigkeit der Dosiergeräte zu quantifizieren, wurde die Interquartilsbreite (IQS) verwendet [107] (vgl. Abschnitt 6.2.1.3). Tabelle 3.3 listet die errechneten Interquartilsbreiten für die verschiedenen Pulverdosierer auf. Breite Verteilungen werden durch höhere Zahlenwerte charakterisiert. Bereits Werte von 1 sind für einen kontinuierlichen Pulverdosierer zu hoch, da sich Fluktuationen in der Dosierrate in derselben Größenordnung bewegen wie der Median der Verteilungsfunktion.

Tabelle 3.3: Interquartilsbreiten (IQS) bei unterschiedlichen Pulverdosierraten für die untersuchten Dosiergeräte (n=3, MW±s).

Name	**2 g/min**	**4 g/min**	**6 g/min**	**Anmerkung**
DR100	0,67 ± 0,06	0,60 ± 0,10	0,88 ± 0,26	Amplitude 60, 62, 65
FW18	*	2,21 ± 0,07	0,85 ± 0,07	*nicht möglich
KT-20	1,47 ± 0,11	0,84 ± 0,07	0,58 ± 0,05	
KT-20 + DR100	0,67 ± 0,02	0,53 ± 0,08	0,47 ± 0,13	

Unter Berücksichtigung aller Untersuchungen hinsichtlich Genauigkeit und Gleichmäßigkeit der Pulverdosierung konnte gezeigt werden, dass die standardmäßig ausgelieferte Schüttelrinne für einen genauen Dosiervorgang ungeeignet war. So war zum einen keine genaue Solldosierrate einstellbar. Zum anderen konnten Schwankungen in der Gleichmäßigkeit der Pulverdosierung zwar über die Zeit gesehen ausgeglichen werden, führten bei genauerer Betrachtung aber zu einer dauerhaften Unter- bzw. Überfüllung der Mahlkammer der Luftstrahlmühle. Der von der Firma Brabender bereitgestellte Einschneckendosierer FW18 war nicht in der Lage, im angestrebten Dosierbereich von 2 bis 6 g/min genau und gleichmäßig zu dosieren. Die Doppelschnecken-Differential-Dosierwaage von K-Tron ermöglichte eine präzise Dosierung, führte aber aufgrund der langsam rotierenden Schnecken zu einem phasenweise pulsierenden Pulverfluss. Versuche, diese Pulsationen mithilfe einer zwischengeschalteten Dosierrinne zu reduzieren, führten zu einer Verbesserung der Gleichmäßigkeit der Pulverdosierung bei gleichbleibender Dosiergenauigkeit. Aus diesem Grund wurde für folgende Mahlversuche immer die Kombination aus KT-20 und DR100 verwendet.

3.1.3 Einfluss operativer Prozessparameter auf den Mahlvorgang

3.1.3.1 Versuchsplan

Die besten Mahlergebnisse in Luftstrahlmühlen lassen sich unter Verwendung stabiler Mahlbedingungen realisieren. Optimale Mühleneinstellungen müssen geräte- und substanzspezifisch ermittelt werden. Das Gleiche gilt für den Einfluss der Mühlenbetriebsparameter auf den Grad der Zerkleinerung des Mahlguts. In diesem Abschnitt sollen Versuche beschrieben werden, bei denen die operativen Prozessparameter Mahldruck, Injektordruck und Pulverdosierrate variiert wurden. Da die Verbesserung der Freisetzungsgeschwindigkeit ein zentrales Ziel im Rahmen dieser Arbeit darstellt, sollten neben dem Einfluss auf das Mahlergebnis auch die Auswirkungen auf das Freisetzungsverhalten covermahlener Formulierungen quantitativ untersucht werden.

Die systematische Prozessoptimierung erfolgte unter Einsatz der statistischen Versuchsplanung (DoE) (vgl. Abschnitt 6.3). Diese bietet die Möglichkeit, komplexe Prozesszusammenhänge analytisch zu betrachten, um optimale Prozess-Bedingungen zu generieren. Zur Untersuchung eines Wirkungszusammenhangs zwischen bestimmten Stellgrößen und Qualitätsmerkmalen, wie Größe, Größenverteilung und Freisetzungsgeschwindigkeit der hergestellten covermahlenen Formulierungen, wurde ein 3^2 vollfaktorieller Versuchsplan angelegt. Auf diese Weise lassen sich quadratische Effekte erklären. Als variable Einflussgrößen wurden die Pulverdosierrate (PDR) und der Mahldruck (MD) (mit entsprechend höher eingestelltem Injektorvordruck) variiert (Tabelle 3.4).

Tabelle 3.4: Übersicht der Faktoren und Faktorstufen des statistischen Versuchsplans.

		Faktorstufe		
		-1	0	1
Pulverdosierrate (PDR)	[g/min]	2	4	6
Mahldruck (MD)	[bar]	2	4	6

Der eingestellte Mahldruck bestimmt Massenstrom und Geschwindigkeit der Mahlluft und somit den Energieeintrag während der Mahlung. Ein hoher Energieeintrag führt dabei zu einem Mahlprodukt hoher Feinheit. Die obere Begrenzung des Mahldrucks war der maximal lieferbare Druck des verwendeten Kompressors, welcher über mindestens 10 Minuten konstant gehalten werden konnte. Mahldrücke bis zu 6 bar ließen sich auf diese Weise realisieren. Nach unten wurde der einzustellende Mahldruck auf 2 bar beschränkt, da geringere Mahldrücke keinen zur Mahlung ausreichenden Energieeintrag liefern. Die Pulverdosierrate hat großen Einfluss auf die Gutkonzentration in der Mahlkammer. Je höher die Förderrate gewählt wird, desto mehr Teilchen befinden sich in der Mahlkammer.

Damit die Zerkleinerung durch gegenseitigen Zusammenprall der Teilchen überhaupt möglich ist, muss eine ausreichende Teilchenzahl in der Mühle vorliegen. Auf der anderen Seite werden Zerkleinerung und Sichtung schlechter, wenn durch die zunehmende Anzahl von Partikeln die Umlaufströmung innerhalb der Mahlkammer immer weiter abgebremst wird. Daher sollte die Gutbeladung, also das Verhältnis von Feststoffmassedurchsatz [kg/s] zu Gasmassedurchsatz [kg/s], den Betrag von 0,3 nicht überschreiten [108]. Für die verwendete Luftstrahlmühle wurde die maximale Pulverdosierrate daher auf 6 g/min festgelegt, was der maximalen Beladung laut Hersteller entspricht [103].

Ziel des Versuchsplans war die Ermittlung derjenigen Parameter, die einen signifikanten Einfluss auf die Zielgrößen besitzen. Als Zielgrößen galten dabei der Median der Partikelgröße (x_{50}) (vgl. Abschnitt 6.4.2) sowie die mittlere Auflösungsgeschwindigkeit (MDT) von Griseofulvin. Die MDT macht eine Aussage über die Zeit, die ein Arzneistoffmolekül im Mittel benötigt, um aus der Arzneiform in Lösung zu gehen [109] (vgl. Abschnitt 6.4.1). Ziel der durchgeführten Experimente war es, eine Verbesserung der Lösungsgeschwindigkeit durch Optimierung operativer Einflussgrößen zu erzielen.

3.1.3.2 Modellqualität

Die Interpretation der Ergebnisse erfolgte über die Erstellung geeigneter Modelle bzw. Modellgleichungen. Dabei bestimmt die Qualität des Modells die Qualität der Ergebnisse eines Versuchsplans. Werden Versuchsergebnisse durch das verwendete Modell nur unzureichend beschrieben, ist es nicht möglich, die auftretenden Effekte mit den variierten Faktoren zu korrelieren. Die komplette Modellgleichung enthielt 2 Faktoren, 2 quadratische Terme sowie einen Interaktionsterm (Gleichung 3.1):

$$y = \beta_0 + \beta_{PDR} x_{PDR} + \beta_{MD} x_{MD} + \beta_{PDR \cdot PDR} {x_{PDR}}^2 + \beta_{MD \cdot MD} {x_{MD}}^2 + \beta_{PDR \cdot MD} x_{PDR} x_{MD} \quad 3.1$$

Dieses Modell konnte aufgrund fehlender Signifikanz (α=0,05) der quadratischen Wechselwirkung des Mahldrucks (MD^2) auf die beiden Hauptfaktoren, eine quadratische und eine binäre Wechselwirkung durch Rückwärtsselektion vereinfacht werden („*backward regression*"). Es resultierte die folgende Modellgleichung für die beiden Zielgrößen (Gleichung 3.2):

$$y = \beta_0 + \beta_{PDR} x_{PDR} + \beta_{MD} x_{MD} + \beta_{MD \cdot MD} {x_{MD}}^2 + \beta_{PDR \cdot MD} x_{PDR} x_{MD} \quad 3.2$$

Tabelle 3.5 gibt einen Überblick über die resultierenden Koeffizienten für die vereinfachten Modellgleichungen.

Tabelle 3.5: Resultierende Koeffizienten für die Modellgleichungen Partikeldurchmesser (x_{50}) und Freisetzungsgeschwindigkeit (MDT).

Faktoren	Koeffizienten x_{50} (skaliert/zentriert) [µm]	Koeffizienten MDT (skaliert/zentriert) [min]
β_0	1,783	2,177
β_{PDR}	0,439	0,560
β_{MD}	-0,547	-0,383
β_{MD^2}	0,293	0,536
$\beta_{PDR \cdot MD}$	-0,268	-0,251

Tabelle 3.6: Versuchsplan und Auswertung der Ergebnisse zur Herstellung covermahlener Formulierungen mittels Luftstrahlmühle.

Nr.	Reihenfolge	PDR codiert	MD codiert	PDR [g/min]	MD [bar]	x_{50} [µm]	MDT [min]
N01	12	-1	-1	2	2	1,90	2,25
N02	1	0	-1	4	2	2,59	2,96
N03	11	1	-1	6	2	3,38	4,08
N04	10	-1	0	2	4	1,48	1,70
N05	6	0	0	4	4	1,67	2,19
N06	4	1	0	6	4	2,22	2,46
N07	5	-1	1	2	6	1,37	1,86
N08	2	0	1	4	6	1,44	2,45
N09	7	1	1	6	6	1,78	2,69
N10	8	0	0	4	4	1,79	2,47
N11	9	0	0	4	4	1,85	2,19
N12	3	0	0	4	4	1,69	2,06

Abbildung 3.4 zeigt die Qualität dieses Modells für die Zielgrößen Partikeldurchmesser (x_{50}) und Freisetzungsgeschwindigkeit (berechnet als MDT, vgl. Abschnitt 6.4.1). Dabei kennzeichnet das Bestimmtheitsmaß R^2 den Anteil der Varianz einer abhängigen Einflussgröße und ist ein Maß der Qualität der Modellanpassung. Ein großes Bestimmtheitsmaß ist eine Grundvoraussetzung für ein gutes Modell, aber alleine nicht ausreichend. Der Vorhersagefehler Q^2 kennzeichnet die Qualität der Vorhersage, die über das Modell gemacht werden kann. Die Modellvalidität oder auch Anpassungsfehler des Modells (*lack of fit*) genannt, wird als Möglichkeitswert (p) angegeben und charakterisiert systematische Anteile am Fehler, die nicht mit dem Modell oder zufälliger Streuung erklärt werden können. Die Reproduzierbarkeit gibt Auskunft über den Fehler, der sich durch Wiederholung einzelner Versuche ergibt. Anforderungen an die jeweiligen Parameter finden sich bei Eriksson [110]: Q^2 und die Reproduzierbarkeit sollen Werte $>0,5$ annehmen,

während die Modellvalidität (p-Wert) oberhalb der Irrtumswahrscheinlichkeit von $\alpha=0{,}05$ liegen soll.

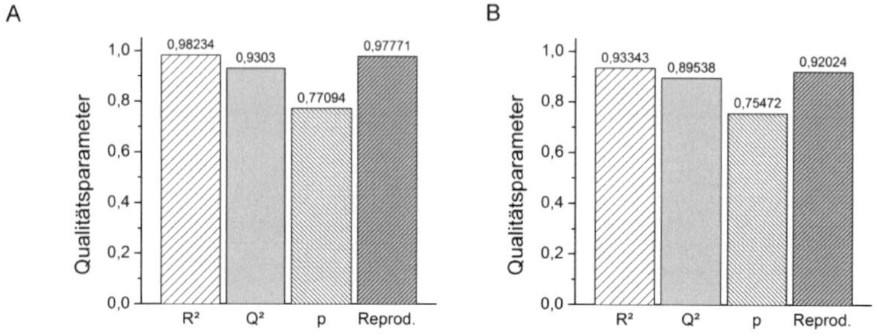

Abbildung 3.4: (A) Qualität des Modells für Partikeldurchmesser (x_{50}); (B) Qualität des Modells für Freisetzungsgeschwindigkeit (MDT).

Im Hinblick auf die Auswertung des Partikeldurchmessers war die Qualität des Modells gut: Alle Werte lagen weit über den Anforderungen (Abbildung 3.4A). Gleiches galt für die MDT (Abbildung 3.4B).

3.1.3.3 Ergebnisse des Versuchsplans

Obwohl Pulverpartikel in der Luftstrahlmühle durch Sichtung unterhalb eines bestimmten Zerkleinerungsgrads aus der Mahlkammer ausgetragen werden, kann es durch unterschiedliche Mahldrücke und Kammerbeladungen zu variierenden Endfeinheiten kommen [97, 100, 111-113]. Luftstrahlmühlen zeigen substanz- und gerätespezifische optimale Dosierraten zur Erreichung kleinster Partikelgrößen mit der engsten möglichen Teilchengrößenverteilung [114]. Ziel der Versuche war es, innerhalb des untersuchten Versuchraums diese optimalen Prozessbedingungen zu ermitteln. Die Partikelgröße von Griseofulvin in der covermahlenen Formulierung wurde durch den Median (x_{50}) der Partikelgrößenverteilung mittels Laserbeugung charakterisiert. Die covermahlenen Produkte waren insgesamt sehr fein und zeigten überwiegend enge Korngrößenverteilungen (Abbildung 3.5). Vergleichsweise hohe Pulverdosierraten bei niedrigem Mahldruck (Chargen N02, N03 und N06) führten tendenziell zu breiteren Korngrößenverteilungen. Dennoch konnte auch unter diesen Prozessbedingungen eine Reduzierung der Ausgangskorngröße mit engerer Partikelgrößenverteilung erzielt werden. Der mittlere Partikeldurchmesser lag für alle gemessen Chargen zwischen 1,37 µm (N07) und 3,38 µm (N03) (Tabelle 3.6). Der Grad der Arzneistoff-Zerkleinerung wurde durch die Pulverdosierrate und den Mahldruck sowie ihrer Wechselwirkung und den quadratischen Term der Pulverdosierrate signifikant beeinflusst (Abbildung 3.6A). Mahldruck und Pulverdosierrate verhielten sich entgegengesetzt: kleinere Partikeldurchmesser wurden mit steigendem Mahldruck, aber sinkender Dosierrate erreicht.

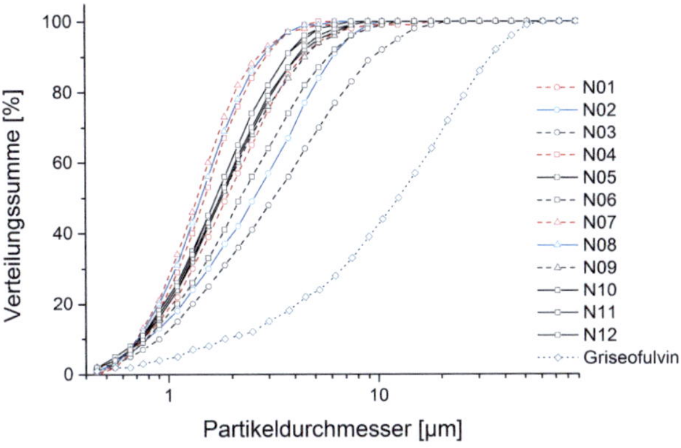

Abbildung 3.5: Übersicht der Verteilungssummenkurven für Griseofulvin aller Chargen des Versuchsplans. Dargestellt ist eine exemplarische Korngrößenverteilung pro Charge. Zum Vergleich wird Griseofulvin zusätzlich in seiner Ausgangspartikelgrößenverteilung abgebildet.

Die Pulverdosierrate steht in enger Beziehung zum Füllgrad in der Mahlkammer. Eine hohe Dosierrate führt zu einer geringeren Partikelzerkleinerung als eine niedrige Pulverdosierrate, da sie zu einer starken Abbremsung der Strömung führt und die zirkulierende Luft durch Energieübertragung auf Partikel in der Mahlkammer selbst an kinetischer Energie verliert. Dies wirkt sich auf die Aufenthaltszeit der Partikel in der Mahlkammer und damit auch auf die Produktivität der Mühle aus [98]. Insgesamt wurde der kleinste mittlere Partikeldurchmesser von 1,37 µm bei einer Pulverdosierrate von 2 g/min mit dem höchsten möglichen Mahldruck von 6 bar erzielt (Abbildung 3.6B).

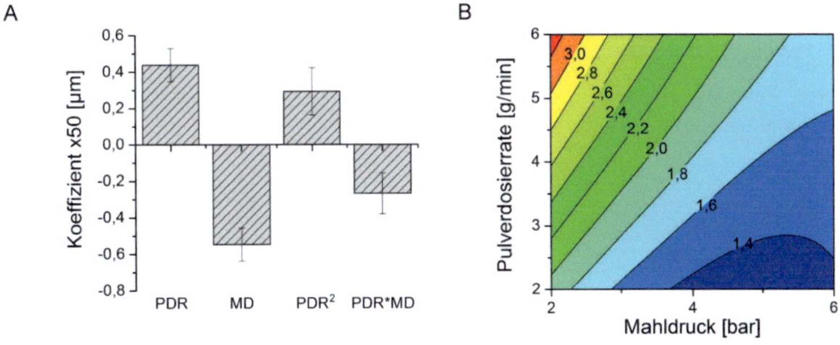

Abbildung 3.6: (A) Koeffizienten-Plot des optimierten Modells für die Partikelgröße von Griseofulvin (x_{50}, R^2 adj.=0,972, Q^2=0,93) in Abhängigkeit von Pulverdosierrate (PDR) und Mahldruck (MD) (Koeffizient±CI, n=12, α=0,05). (B) Höhenliniendarstellung (*Contour Plot*) für die Partikelgröße von Griseofulvin (x_{50}).

Von größerer Bedeutung als der Partikeldurchmesser von Griseofulvin ist die Geschwindigkeit, mit der der Wirkstoff im Rahmen der Freisetzung aus der Formulierung freigegeben wird. Abbildung 3.7 zeigt die Unterschiede in der Freisetzungsgeschwindigkeit in Abhängigkeit der verwendeten Prozessparameter. Um auch geringe Unterschiede zwischen den Chargen zu detektieren, wurde die Wirkstoffkonzentration jede Sekunde bestimmt (vgl. Abschnitt 6.4.1).

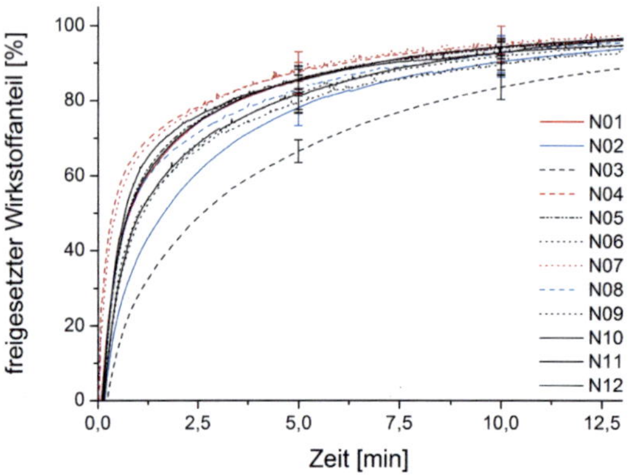

Abbildung 3.7: Freisetzungskurven für die unterschiedlichen Formulierungen des Versuchsplans in Wasser (50 U/min, n=6, MW±s). Die Wirkstoffkonzentration wurde jede Sekunde gemessen. Die Standardabweichung wurde aus Gründen der Übersichtlichkeit nur nach 5 und 10 min dargestellt.

Um die Geschwindigkeit der Arzneistofffreisetzung auswerten zu können, wurde die MDT der jeweiligen Formulierungen bestimmt. Sie variiert zwischen 1,7 Minuten (N04) und 4,1 Minuten (N03) (Tabelle 3.6). Abbildung 3.8 zeigt die Korrelation zwischen mittlerer Partikelgröße (x_{50}) und mittlerer Auflösungsgeschwindigkeit (MDT) mit einem resultierenden Korrelationskoeffizienten von R=0,90985. Bei möglichen Werten zwischen -1 und +1 bedeutete dies einen gleichsinnigen Zusammenhang zwischen dem x_{50} und der MDT.

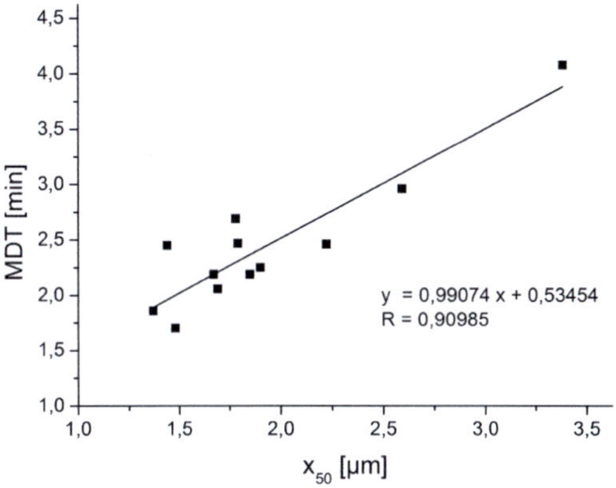

Abbildung 3.8: Korrelation von mittlerer Partikelgröße (x_{50}) und mittlerer Auflösungsgeschwindigkeit (MDT).

Da die Auflösungsgeschwindigkeit direkt mit der Partikelgröße korrelierte, lassen sich Parallelen zur Abhängigkeit des Partikeldurchmessers erkennen (Abbildung 3.9A). Allerdings zeigt im Fall der MDT die Pulverdosierrate einen größeren Einfluss auf die Freisetzungsgeschwindigkeit als der Mahldruck. Die schnellsten Freisetzungsgeschwindigkeiten wurden bei kleinster Dosierrate und einem Mahldruck von 4 bar erreicht (Abbildung 3.9B).

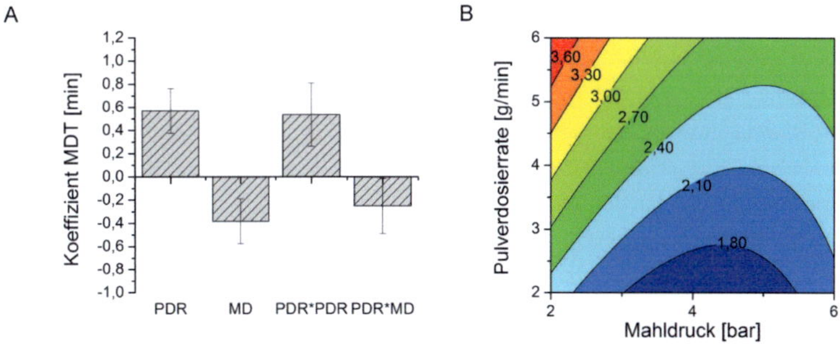

Abbildung 3.9: (A) Koeffizienten-Plot für das optimierten Modell: Freisetzungsgeschwindigkeit (MDT, R^2 adj.=0,895, Q^2=0,696) in Abhängigkeit von Pulverdosierrate (PDR) und Mahldruck (MD) (Koeffizient±CI, n=12, α=0,05) (B) dazugehörige Höhenliniendarstellung (*Contour Plot*).

Durch Dosierraten von 2 bzw. 6 g/min in Kombination mit einem entsprechenden Mahldruck konnten zwar besonders feine Partikel mit schnellen Freisetzungseigenschaften erzeugt werden, jedoch zeigten diese Parameter-Kombinationen entscheidende Nachteile. Bei Dosierraten von 2 g/min schien die Kammer nicht vollständig beladen zu sein. Trotz angepassten Injektordrucks schlug der Injektor während des Mahlvorgangs zurück und trug ungemahlenes Mahlgut aus (*blowing-back*-Phänomen). Wurde der Injektordruck daraufhin weiter erhöht, wurde zu viel Luft eingetragen und dadurch die Spiralströmung in der Mahlkammer stark abgebremst. Das Mahlergebnis verschlechterte sich. Für Mahlprozesse mit Drücken höher als 4 bar musste in der vorliegenden Arbeit zwingend mit einem ölgelagerten Kompressor gearbeitet werden. Mit diesem war es nach vorheriger Druckbetankung möglich, etwa 20 Minuten mit einem Druck von 6 bar zu arbeiten. Dies war für die Durchführung der statistischen Versuchsplanung ausreichend, aber ausgehend von dem Ziel, Covermahlung als kontinuierlichen Prozess zu betreiben, inakzeptabel. Bei Betrachtung der Ergebnisse in ihrer Gesamtheit stellt die Covermahlung in der Luftstrahlmühle einen sehr robusten Prozess dar. Trotz der gefundenen Unterschiede bei Variation von Mahldruck und Pulverdosierrate waren die Einflüsse auf die resultierenden Produkteigenschaften gering. Für alle folgenden Mahlversuche wurde eine Pulverdosierrate von 4 g/min in Verbindung mit Mahldrücken von 4 bar gewählt, um Mahldauern von mindestens 30 Minuten zu gewährleisten.

3.1.4 Zusammenfassung

Anhand der vorliegenden Ergebnisse zum Verhalten der Luftstrahlmühle ist festzustellen, dass der Pulverdosierer von großer Bedeutung für den Prozess ist. Die genaue und gleichmäßige Arbeitsweise des Dosierers ist dabei von großer Wichtigkeit, da die Gutzufuhr, und damit eine der bedeutsamsten Einflussgrößen, direkt davon abhängt. Bei den Untersuchungen erwies sich die optimierte Pulverdosierung bestehend aus Zweischnecken-Differential-Dosierwaage KT-20 und Vibrations-Schüttelrinne DR100 als zuverlässig. Die von Vogt [102] beschriebene Problematik der Gehaltsschwankungen covermahlener Formulierungen konnte durch diese Optimierung eliminiert werden. Die Pulverdosierrate und der verwendete Mahldruck sind für die resultierenden Produkteigenschaften entscheidend. Dabei sind sowohl die Pulverdosierrate über die Befüllung der Mahlkammer als auch die Höhe des Mahldrucks für den Grad der Partikelzerkleinerung von Bedeutung, da sie die zur Zerkleinerung verfügbare Energie bestimmen. Es wurde eine gute Korrelation von Freisetzungsgeschwindigkeit und Partikelgröße festgestellt (R=0,90985). Eine Pulverdosierrate von 4 g/min in Kombination mit einem Mahldruck von 4 bar scheint vor dem Hintergrund eines kontinuierlichen Prozesses als stabilste Einstellung zu den besten Ergebnissen zu führen. Die Covermahlung mittels Luftstrahlmühle ermöglichte die trockene Herstellung feiner Partikel (1-10 µm) in einem kontinuierlichen und gut steuerbaren Prozess. Das Mahlgut wurde praktisch keiner Temperaturbelastung unterworfen. Etwaige Staubentwicklung durch Partikelzerkleinerung muss berücksichtigt und durch die Wahl der operativen Prozessparameter gegenkorrigiert werden.

3.2 Analytische Verfahren und deren Validierung

3.2.1 Einleitung

Der Festkörperzustand von Arznei- und Hilfsstoff ist von enormer Bedeutung für die Herstellung und Lagerung von Arzneiformen sowie deren pharmakokinetischer und -dynamischer Eigenschaften. So hängen z.B. physikochemische und mechanische Eigenschaften wie Fließfähigkeit, Tablettierbarkeit, Löslichkeit oder Lagerstabilität von der Kristallstruktur ab. Detailliertes Wissen über den Festkörperzustand einer Arzneistoffzubereitung ist demnach von besonderem Interesse. Zur Charakterisierung fester Dispersionen werden mehrere Verfahren angewendet, die üblicherweise kombiniert werden, um aussagekräftige Ergebnisse zu erhalten. Dazu gehören thermoanalytische Messverfahren wie die dynamische Differenzkalorimetrie (DSC) und diffraktometrische Methoden unter Einsatz der Laserbeugung oder Röntgenpulverdiffraktometrie (XRPD). Freisetzungsuntersuchungen ermöglichen Rückschlüsse zur Beurteilung eines Einflusses auf die Bioverfügbarkeit des Arzneistoffs.

Die Validierung einer analytischen Methode ist ein wichtiges Instrument der Qualitätssicherung. Ziel einer Validierung ist zu zeigen, dass die Methode für den beabsichtigten Einsatzzweck geeignet und zuverlässig ist. Ohne entsprechende Validierung ist eine analytische Methode für die Charakterisierung von Festkörpereigenschaften nicht sinnvoll nutzbar. In diesem Kapitel sollen die drei bevorzugten Verfahren Röntgendiffraktometrie, dynamische Differenzkalorimetrie und die Partikelgrößenbestimmung mittels Laserbeugung auf ihre Eignung zur Charakterisierung fester Dispersionen getestet werden.

3.2.2 Röntgenpulverdiffraktometrie

3.2.2.1 Allgemein

Die Röntgendiffraktometrie oder auch Röntgenbeugung gehört zu den klassischen Kristallstrukturanalyseverfahren und ist zur Unterscheidung von Kristallmodifikationen, einschließlich des amorphen Zustands, vorgesehen. Die verschiedenen Kristallformen einer chemisch völlig identischen Substanz werden als Polymorph oder Modifikationen des Arzneistoffs bezeichnet [115]. Verschiedene Kristallformen können sich dabei in ihren Schmelzpunkten, Schmelzwärmen, Wärmekapazitäten, sowie in ihrer Löslichkeit, Dichte, plastischen Verformbarkeit und Hygroskopizität unterscheiden [116]. Diese Unterschiede weisen einen direkten Einfluss auf die Stabilität und Bioverfügbarkeit der Arzneistoffe auf. In der Pharmazeutischen Technologie findet die Röntgendiffraktometrie Anwendung in der Analyse von reinen Arznei- bzw. Hilfsstoffen und ihrer Mischungen. Während es bei den Reinsubstanzen primär um die Feststellung von Identität, Reinheit bzw. Kristallinität eines Stoffs geht, werden Mischungen auf ihre qualitative und quantitative Zusammensetzung untersucht. Dabei stehen von der ICH (Leitlinie Q6A) geforderte Untersuchungen im Hinblick auf Polymorphie in der Regel im Mittelpunkt [117], aber auch der Nachweis amorpher Teilstrukturen [118] oder gebildeter Co-Kristalle [119] ist möglich.

3.2.2.2 Einflussgrößen für die quantitative Auswertung

Der Probenvorbereitung in der Röntgendiffraktometrie kommt eine ausgesprochen wichtige Rolle zu [120, 121]. Zur Gewährleistung einer statistisch repräsentativen Orientierung der Probenteilchen im Probenhalter sollte eine Teilchengröße von 10 µm nicht überschritten werden [122]. Bestimmte Textureffekte wie z.B. die Vorzugsorientierung werden durch größere Teilchen verstärkt und stellen insbesondere bei nadel- oder plättchenförmigen Substanzen ein Problem dar. Dieser Effekt führt zu nicht reproduzierbaren Veränderungen der Intensität der gemessenen Beugungsmuster [123]. Durch Beladung des Probenträgers von hinten („*Backloading Verfahren*") sowie ein Drehen des Probenträgers während der Messung lässt sich dieser Effekt jedoch minimieren. Liegt keine plane Probenoberfläche vor, so kann es insbesondere in kleinen Winkelbereichen zu Verbreiterungen von Peaks oder Intensitätsverlusten kommen. Da auch die Abnahme der Röhrenintensität im Laufe der Zeit zu relativen Intensitätsverlusten im Röntgenbeugungsmuster führt, muss die Intensität der Röntgenröhre regelmäßig überprüft werden. Dies geschieht durch Vermessung eines kristallinen Silicium-Kontrollstandards. Zur Auswertung wird neben der Position des charakteristischen Silicium-Peaks bei ca. 28,43 °2θ auch dessen Fläche integriert und ins Verhältnis zum 100 % Wert gesetzt. Der so ermittelte Korrekturfaktor kann dann bei quantitativen Bestimmungen mit einbezogen werden.

Einflüsse der Probenvorbereitung auf röntgendiffraktometrische Vermessungen wurden ausführlich in der Masterarbeit von de Leersnyder untersucht [124]. Dort wurden einerseits die Probenvorbereitung optimiert und andererseits die Grenzen des Geräts im Hinblick auf die Quantifizierung verschiedener Mannitol-Modifikationen ausgemacht. Die gerätespezifische Präzision und Richtigkeit der aus dieser Arbeit stammenden Methode wurde hinreichend nachgewiesen. Die entwickelte Probenvorbereitung wurde in dieser Arbeit übernommen (vgl. Abschnitt 6.4.4). Die zu vermessenden Presslinge sollten dabei eine reproduzierbar homogene Probenoberfläche aufweisen, die die Detektion eines intakten Kristallgitters der betreffenden Substanz zulässt. In der vorliegenden Arbeit wurde für weitere Formulierungen überprüft, ob der Komprimierungsvorgang Einfluss auf die Kristallinität der Stoffe hat. Arzneistoff und Hilfsstoff wurden sowohl in ungemahlener als auch in gemahlener Form mit je 5 verschiedenen Drücken komprimiert: 147,8, 295,6, 443,4, 591,3 und 739,1 MPa. Die so hergestellten

Presslinge wurden direkt in der Matrize röntgendiffraktometrisch vermessen (vgl. Abschnitt 3.4.4). Dabei zeigten die Beugungsmuster aller Formulierungen bis zu einem Pressdruck von 739,1 MPa keine qualitativen Veränderungen. Dies deckt sich mit Untersuchungen von Cordes, der den Einfluss auf die Freisetzungseigenschaften der Arzneistoffe Praziquantel und Glibenclamid untersuchte [125]. Bis zu einer Presskraft von 20 kN zeigte sich keine Verringerung des Kristallinitätsgrades. Die Presslinge für die Röntgendiffraktometrie in dieser Arbeit wurden mit einem Pressdruck von 147,8 MPa hergestellt, da die resultierende Presskraft ausreichte, eine homogene Oberfläche zu erzeugen.

3.2.2.3 Quantitative Untersuchungen der Amorphizität

Die Eignung des Röntgendiffraktometers zum Nachweis polymorpher Formulierungen konnte von de Leersnyder bereits gezeigt werden [124]: Die Fläche charakteristischer Peaks veränderte sich linear mit zunehmender Konzentration der verschiedenen Modifikationen, sofern ihre Konzentration mehr als 10 % ausmachte. Es galt daher zu untersuchen, ob der amorphe Anteil in einem kristallinen Stoffgemisch ebenfalls einer linearen Abhängigkeit folgt. Während kristalline Formen ausgeprägte, scharfe Beugungsmuster aufweisen, zeigt der amorphe Zustand ein zur Basislinie verschobenes, diffuses Halo [126]. Meist werden dazu Kalibrierreihen herangezogen, die mithilfe von Vergleichsmustern bekannten Kristallinitätsgrades erstellt wurden. Diese können einfach durch Vermischen vollkristalliner bzw. -amorpher Proben in verschiedenen Mischungsverhältnissen erstellt werden. Die quantitative Auswertung der bekannten Proben erfolgt über die Peakfläche. Abbildung 3.10 zeigt die charakteristischen Beugungsmuster von Mischungen mit unterschiedlichen Anteilen an kristallinem und amorphem Griseofulvin. Mit zunehmendem amorphem Anteil war eine Verringerung der Peakintensität bei gleichzeitiger Zunahme der Basislinien-Intensität zu erkennen.

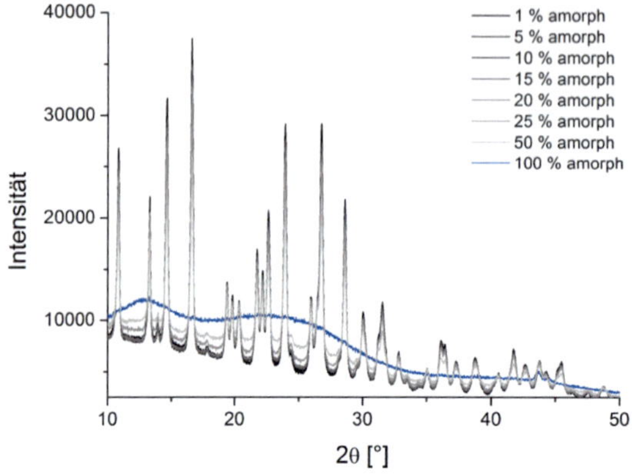

Abbildung 3.10: Beugungsmuster unterschiedlicher Mischungsverhältnisse von kristallinem/amorphem Griseofulvin.

Für den Anteil kristallinen Griseofulvins konnte anhand vier exemplarischer Beugungsreflexe (10,81-83, 13,28-30, 14,67 und 16,57-59 °2θ) ein linearer Zusammenhang mit deren integrierter Fläche gezeigt werden (Abbildung 3.11). Bei amorphen Anteilen von weniger als 10 % wurde die Auswertung über die Peakfläche allerdings zu ungenau.

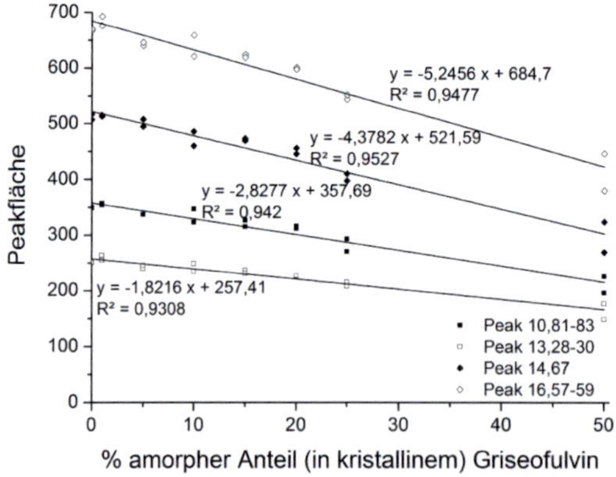

Abbildung 3.11: Linearer Zusammenhang zwischen integrierter Peakfläche und amorphem Anteil anhand vier exemplarischer Beugungsreflexe von Griseofulvin.

Durch die Untersuchungen konnte gezeigt werden, dass sich die Röntgenbeugung zur Unterscheidung von Kristallmodifikationen, einschließlich des amorphen Zustands, eignet. Ein quantitativer Nachweis von amorphen Teilstrukturen in einer kristallinen Probe war möglich, sofern diese mit mindestens 10 % Anteil vorlagen. Dieses untere Detektionslimit der Röntgendiffraktometrie von 10 % für amorphe Anteile wurde bereits beschrieben [127].

3.2.3 Dynamische Differenzleistungskalorimetrie

3.2.3.1 Allgemein

Die dynamische Differenzleistungskalorimetrie gehört ebenfalls zu den meist genutzten Methoden für Kristallinitätsuntersuchungen und sollte als weitere Nachweismethode für amorphe Strukturen in den covermahlenen Formulierungen herangezogen werden. Die Validierung der analytischen Methoden in diesem Kapitel ist an die ICH-Leitlinie Q2 (R1) „*Validation of Analytical Procedures*“ angelehnt [104]. Diese besagt, dass für den Arbeitsbereich eines analytischen Verfahrens ein geeignetes Maß an Präzision, Richtigkeit und Linearität gezeigt werden muss. Der Parameter Präzision beschreibt den zufälligen Fehler, der entsteht, wenn Mehrfachanalysen an der gleichen Probe durchgeführt werden. Die Richtigkeit der analytischen Methode macht eine Aussage über die Abweichung des ermittelten Wertes zu dem als richtig angesehenen Wert. Der Validierungsparameter Linearität ist ein Maß dafür, ob und wie gut die Messwerte von der Konzentration durch direkte Proportionalität zu beschreiben sind [128].

3.2.3.2 Richtigkeit und Präzision

Die Richtigkeit und Präzision der analytischen Methode wurden über eine regelmäßige Kalibrierung durch die Referenzmaterialen Indium und Zink überprüft, da deren Schmelztemperatur und -enthalpie bekannt sind und als richtig gelten (Tabelle 7.1 im Anhang). Das Validierungselement Präzision lässt sich aufteilen in Wiederholpräzision, Laborpräzision und Vergleichspräzision [104]. Im Rahmen der Methodenvalidierung wurde für die differenzkalorimetrische Analyse die Wiederholpräzision bestimmt. Für die Bestimmung der Wiederholpräzision wurden jeweils 6 unabhängige Einwaagen unter Wiederholbedingungen differenzkalorimetrisch mittels Einfachbestimmung vermessen. Dabei kam eine Mischung bestehend aus 10 % Griseofulvin und 90 % Natriumchlorid zum Einsatz. Zur Auswertung der Wiederholpräzision wird der Variationskoeffizient herangezogen, welcher den Proportionalitätsfaktor zwischen Standardabweichung und Mittelwert darstellt. Ausgewertet wurden die spezifische Schmelzwärme des Arzneistoffs sowie die Maximaltemperatur des Schmelzpeaks. Der Variationskoeffizient für die spezifische Schmelzwärme des 10 %igen Anteils an Griseofulvin in der gemessenen Probe betrug 4,11 %, derjenige für das

Temperaturmaximum 0,06 %. Daher wurde die Wiederholpräzision der Methode als gut angesehen. Die Auflistung der Einzelwerte für Schmelzwärme und Maximaltemperatur findet sich im Anhang (Tabelle 7.2).

3.2.3.3 Quantitativer Nachweis amorpher Anteile

Für die quantitative Auswertung der Thermogramme muss eine lineare Korrelation zwischen dem amorphen Anteil und der entsprechenden Kristallisationswärme bestehen. Für eine Kalibrierung müssen Thermogramme sowohl amorpher als auch kristalliner Standards sowie Proben mit genau definierten amorphen Anteilen aufgenommen werden. Abbildung 3.12 zeigt die resultierenden Thermogramme einer solchen Kalibrierung. Der Anteil an amorphem Griseofulvin wurde dabei sukzessive erhöht.

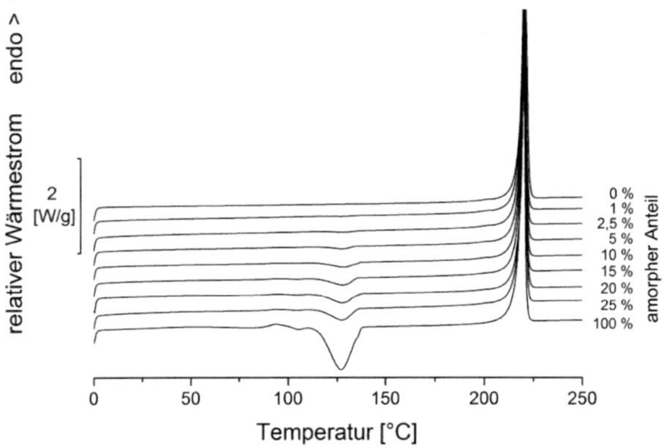

Abbildung 3.12: Erste Aufheizkurve von Griseofulvin-Proben mit definierten Mengen amorpher und kristalliner Anteile; Aufheizrate: 10 °C/min.

100% amorphes Griseofulvin zeigte eine mit der Literatur übereinstimmende Glasübergangstemperatur bei etwa 88 °C [129], gefolgt von einer Kristallisationsexothermen und einer Schmelzendothermen. Üblicherweise wird der der Glasübergangstemperatur folgende exotherme Kristallisationspeak zur quantitativen Auswertung des amorphen Anteils herangezogen [118, 127, 130, 131]. Abbildung 3.13 zeigt die erhaltene Kalibrierung durch Auswertung der normalisierten Integrale. Da die Kristallisationspeaks der Mischungen alle im annähernd gleichen Temperaturbereich auftraten (~140 °C), sind keine Korrekturen im Hinblick auf die Kristallisationswärme nötig. Griseofulvin zeigte in diesem Bereich keine temperaturbezogene Umwandlungen. Von einer Verfälschung der gemessenen Enthalpie musste also nicht ausgegangen werden. Im Rahmen der Methodenvalidierung konnte für die untersuchten Formulierungen ein linearer

Zusammenhang zwischen der Kristallisationswärme und dem Anteil an amorphem Griseofulvin in der Probe ermittelt werden. Der lineare Zusammenhang wurde zusätzlich durch weitere Akzeptanzkriterien wie dem Bestimmtheitsmaß R^2 von 0,9997 belegt. Aus der Auftragung der Kristallisationswärme gegen den Anteil amorphen Griseofulvins konnten sogar geringe amorphe Anteile von etwa 0,5 % in einer Probe detektiert werden.

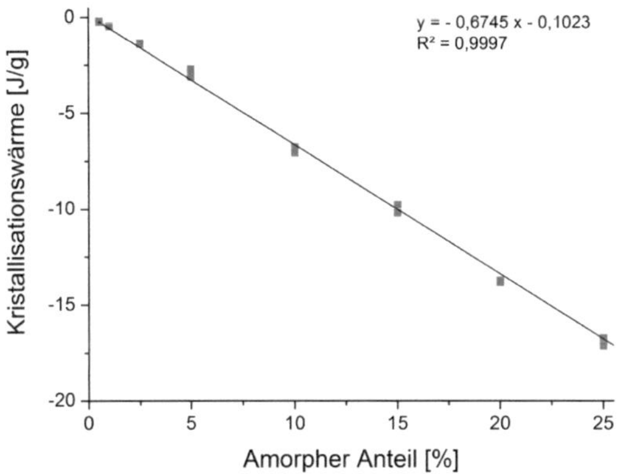

Abbildung 3.13: DSC Kalibrierungskurve, 1-25 % amorpher Anteil Griseofulvin, jeweils eine Wiederholung pro hergestellter Mischung; Aufheizrate: 10 °C/min.

3.2.3.4 Bestimmungs- und Nachweisgrenze

Für die Messung des Kristallinitätgrades mittels Differenzthermokalorimetrie wurde neben den bereits aufgeführten Prüfparametern zusätzlich der Nachweis der Bestimmungs- und Nachweisgrenze angestrebt. Während man unter der Bestimmungsgrenze (*limit of quantitation*, LOQ) die geringste Menge versteht, die noch mit vorgegebener Wahrscheinlichkeit quantifiziert werden kann, beschreibt die Nachweisgrenze (*limit of detection*, LOD) die kleinste qualitativ nachweisbare Menge an Substanz [104]. Die experimentelle Ermittlung der Bestimmungs- bzw. Nachweisgrenze erfolgt üblicherweise über das Signal-Rausch-Verhältnis der quantitativ bzw. qualitativ auszuwertenden Signale; in diesem Fall der Peakfläche. Hierfür wurde kristallines Griseofulvin mit abnehmenden Konzentrationen an amorphem Griseofulvin versetzt, bis kein Signal mehr erkennbar war. Die Konzentration, bei der die Kristallisationswärme von amorphem Griseofulvin das Rauschen der Basislinie um das 3,3fache übersteigt, wurde als Nachweisgrenze akzeptiert. Für die Bestimmungsgrenze wurde ein Signal-Rausch-Verhältnis von 10:1 nach ICH [104] festgelegt.

Um das elektronische Rauschen der Basislinie zu ermitteln, wurde ein Tiegel mit Aluminiumoxid (Al_2O_3) über einen Temperaturbereich von 0–250 °C mit einer Aufheizrate von 10 °C/min vermessen. Diese Substanz konnte dafür verwendet werden, da sie über den relevanten Temperaturbereich kein thermisches Ereignis zeigte. Anschließend wurde in dem Bereich, in dem der Kristallisationspeak von amorphem Griseofulvin auftritt (110–135 °C), eine lineare Regression durchgeführt (Abbildung 3.14).

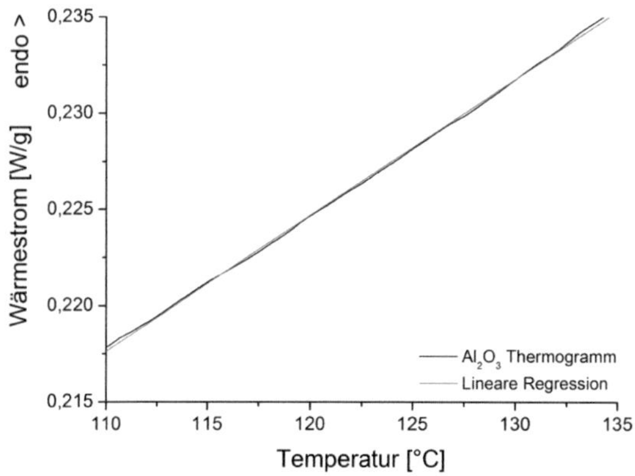

Abbildung 3.14: Ermittlung des elektronischen Rauschens der Basislinie durch Aufheizen von Aluminiumoxid (Al_2O_3) von 0–250 °C bei einer Aufheizrate von 10 °C/min. Dargestellt ist der für die zu entwickelnde Methode relevante Temperaturbereich von 110–135 °C.

Durch Subtraktion der Regressionsgeraden vom ursprünglichen Aluminiumoxid Thermogramm ergab sich ein neues Thermogramm (‚korrigiert‘) mit einer Steigung von Null (Abbildung 3.15). Abbildung 3.15 zeigt darüber hinaus ein von seiner linearen Regression subtrahiertes Thermogramm 0,5 %igen amorphen Griseofulvins. Dieses wies im untersuchten Temperaturbereich den charakteristischen exothermen Peak für den amorphen Anteil auf. Das Übereinanderlegen beider korrigierter Thermogramme ermöglichte einen Vergleich der griseofulvinhaltigen Probe mit dem elektronischen Rauschen der Basislinie (Aluminiumoxid).

Die Integration der Peakflächen des Al_2O_3-Grundrauschens (-0,006072 J/g) und des exothermen Ereignisses für 0,5 %iges amorphes Griseofulvin (-0,2421 J/g) im Bereich von 110–135 °C ergab eine 40fach größere Fläche für den Arzneistoff-Peak. Gemäß den Anforderungen der ICH lag selbst die geringe Konzentration von 0,5 % amorphen in 99,5 % kristallinen Griseofulvin noch deutlich innerhalb der Nachweis- und Bestimmungsgrenze. Eine weitere Reduktion des amorphen Anteils war nicht möglich, da bei den dazu notwendigen Einwaagen das Rauschen der verwendeten Waage zu hoch bzw. ihre Empfindlichkeit zu gering wäre.

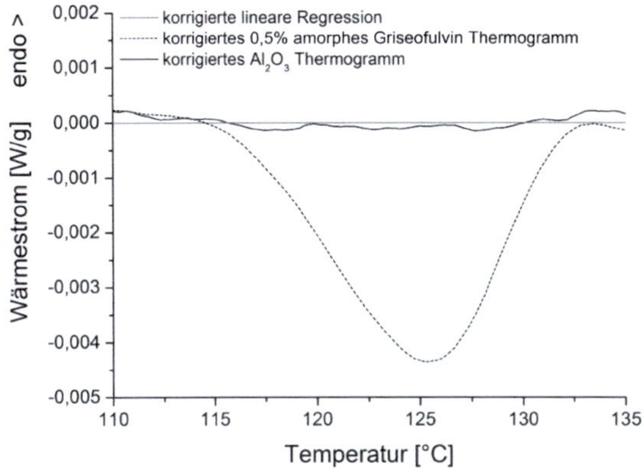

Abbildung 3.15: Vergleich der Peakflächen einer griseofulvinhaltigen Probe mit 0,5 % amorphem Anteil mit dem elektronischen Rauschen der Basislinie (anhand von Aluminiumoxid). Die Korrektur beider Thermogramme um ihre Steigung sollte den Vergleich erleichtern.

3.2.4 Partikelanalytik

3.2.4.1 Allgemein

Die Größe eines Partikels hat entscheidenden Einfluss auf die Partikeleigenschaften. Eine unkorrekte Messmethode würde nicht nur zu falschen Ergebnissen, sondern bei der Beurteilung von größenabhängigen Effekten auch zu falschen Schlussfolgerungen führen. Um die Formulierungen im Rahmen dieser Arbeit so weit wie möglich standardisiert auf ihre Partikelgröße untersuchen zu können, sollte eine Messmethode entwickelt werden, die für alle Formulierungen gleichermaßen anwendbar ist und eine Bestimmung der einzelnen Bestandteile innerhalb einer Formulierung erlaubte. Die Validierung der analytischen Methode in diesem Kapitel war dabei an die ISO-Norm 13320:2009 „*Particle size analysis - Laser diffraction methods*“ angelehnt [132].

3.2.4.2 Trockendispergierung

Es wurde zunächst eine Methode entwickelt, die eine Teilchengrößenbestimmung als Trockenmessung mit dem Laserdiffraktometer ermöglichte (vgl. Abschnitt 6.4.2). Die Richtigkeit der analytischen Methode sollte durch die Messung einer Referenzsubstanz bewiesen werden. Für die Laserbeugung präzisiert die ISO 13320:2009 im Abschnitt ‚Accuracy‘ die Gerätequalifizierung in zwei Stufen: Zu

Beginn wird die Kalibrierung des Geräts von Herstellerseite mittels zertifizierter, sphärischer Schleifmittel auf Siliziumkarbidbasis (SiC) vorgenommen. Zur regelmäßigen Überprüfung werden dann Glaskugeln verwendet, welche aufgrund ihrer sphärischen Gestalt keine Vorzugsrichtung im Strahlengang zeigen und ebenfalls langzeitstabil sind. Grenzwerte für diese regelmäßige Überprüfung ergeben sich aus den ISO-Kriterien sowie den vom Hersteller spezifizierten Fehlergrenzen der Referenzmaterialien [133]. Die Überprüfung mit Glaskugeln definierter Größe bestätigte die Richtigkeit des verwendeten Laserdiffraktometers.

Bei Trockenmessungen mittels Laserbeugung wird eine Partikelgrößenverteilung aller Bestandteile der Zubereitung ermittelt. Pulverpartikel werden durch die anliegende Druckluft in der Dispergiereinheit beschleunigt und durch den Strahlengang des Laserdiffraktometers beschleunigt. Die Intensität der Druckluft ist dabei von entscheidender Bedeutung, da zu schwacher Druck Pulveragglomerate nur unzureichend dispergiert, während zu hoher Druck eine Zerkleinerung der Einzelpartikel bewirkt. In beiden Fällen wird das Messergebnis verfälscht. Zur Bestimmung der (optimalen) Drucklufteinstellung, bei der die jeweilige Probe der Messzelle in ihren unveränderten Einzelpartikeln zugeführt wird, wurden die Substanzen unter Anwendung verschiedener Drucklufteinstellungen zwischen 0,1 und 3,5 bar vermessen. Idealerweise sanken die Partikelkenngrößen mit steigendem Druck (Dispergierung etwaiger Teilchenagglomerate), blieben dann über einen bestimmten Bereich konstant (idealer Messdruck), bis sie schließlich durch Beginn des Mahleffektes wieder absanken. Abbildung 3.16 zeigt exemplarisch die Zusammenfassung der Druckreihe für Griseofulvin (Rohdaten in Tabelle 7.3 im Anhang).

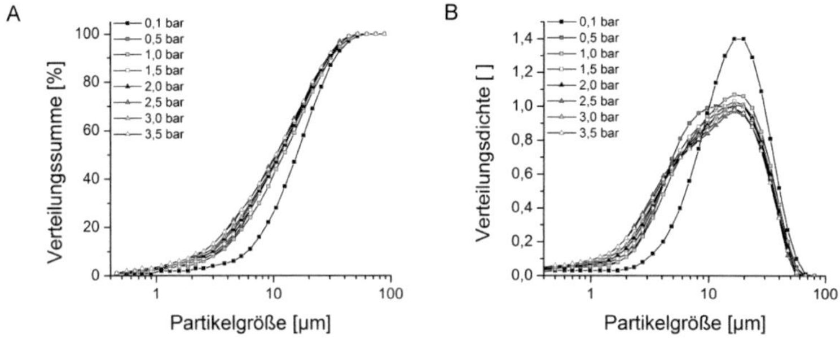

Abbildung 3.16: Zusammenfassung der Trendgraphen für die Partikelkenngrößen in Abhängigkeit des Dispergierdrucks (0,1–3,5 bar) für Griseofulvin. (A) Summenverteilungskurve. (B) logarithmische Dichteverteilungskurve.

Je höher der Dispersionsdruck, desto ausgeprägter war der Mahleffekt. Weiterhin stieg die Wahrscheinlichkeit für Zerkleinerungsprozesse durch den angelegten Dispersionsdruck mit der Partikelgröße der vermessenen Probe. So werden z.B.

Granulate erfahrungsgemäß bei einem Druck von 2 bar bereits signifikant verkleinert. Die in dieser Arbeit verwendeten Substanzen und Formulierungen reagierten eher unempfindlich und zeigten auch bei höheren Drucklufteinstellungen keinen ausgeprägten Mahleffekt. Als optimale Drucklufteinstellung wurde 2 bar festgelegt: der niedrigste Druck, der alle Stoffe vollständig im Strahlengang dispergieren konnte. Bei Vermessungen mit der Trockendispergiereinheit verlassen gemessene Proben den Strahlengang über eine Saugvorrichtung und enden im Staubsauger. Daher konnten keine Mehrfachbestimmungen an der gleichen Probe durchgeführt werden, weshalb lediglich die Wiederholpräzision bestimmt wurde. Jeweils 6 unabhängige Bestimmungen derselben Substanz wurden unter Wiederholbedingungen durchgeführt. Im zu bestimmenden Partikelgrößenbereich, welcher nahe dem maximalen Auflösungsvermögen des Laserdiffraktometers lag, konnte die Wiederholpräzision mit Variationskoeffizienten von 4,19 % (x_{10}), 2,91 % (x_{50}) bzw. 1,75 % (x_{90}) als gut bezeichnet werden (Tabelle 7.4 im Anhang). Durch die geringe Streuung der Proben konnte dabei für zukünftige Messungen die Anzahl der zu vermessenden Proben auf n=3 reduziert werden.

3.2.4.3 Nassdispergierung

Während Trockenmessungen mittels Laserbeugung alle Bestandteile einer Formulierung messtechnisch erfassten, bot die Nassdispergierung die Möglichkeit, einzelne Bestandteile getrennt zu erfassen (vgl. Abschnitt 6.4.2). Unterschiede in der Wasserlöslichkeit von schwer löslichem Arzneistoff und gut löslichem Hilfsstoff ermöglichten den Vergleich der Korngrößenverteilung des Arzneistoffs in den covermahlenen Chargen mit jener der physikalischen Mischungen. Eine gesättigte Lösung von Arzneistoff in demineralisiertem Wasser wurde als Dispergierungsmittel genutzt. In diesem sollten sich die hydrophilen Trägermaterialien theoretisch schnell auflösen, während der Arzneistoff aus der Formulierung ungelöst und dadurch messtechnisch erfassbar blieb. Bereits Keck [134] konnte am Beispiel des Auflösungsverhaltens von Nanopartikeln mittels Laserbeugung zeigen, dass die Verwendung von gesättigtem Medium für reproduzierbare und korrekte Messergebnisse von Vorteil ist. Eine vollständige Dispergierung der Substanz im Dispersionsmittel stellt die Voraussetzung für vergleichende Messungen mit der Trockendispergierung dar. In Voruntersuchungen zeigte sich, dass eine vollständige Dispergierung ohne zusätzliche Beanspruchung der Probe nicht erreicht werden konnte, da Sedimentation, Pulvernester und Luftblaseneinschluss die Messungen verfälschten. In der Mahlproduktsuspension vorhandene Agglomerate wurden daher vor der Partikelgrößenanalyse durch Ultraschallbeanspruchung zerstört. Auf diese Weise wurden u. a. Kavitationskräfte in die Suspension eingebracht, die zu einer besseren Dispergierung der Partikel führen. Das ermöglichte die Vermessung der Primärpartikel. Abbildung 3.17 zeigt den Zusammenhang zwischen Ultraschalleinwirkung und Pulverdispergierung nach unterschiedlichen Beanspruchungszeiten. Anhand der Verteilungssummenkurve war ersichtlich, dass sich die Partikelkennzahlen mit der Dauer der Ultraschallbeanspruchung zu kleineren Werten verschoben. Anhand der Verteilungsdichtekurve ließ sich weiterhin erkennen, dass dieses auf die Zerstörung von Agglomeraten zurückzuführen ist. Ab einer Beanspruchungsdauer von 180 Sekunden schien eine ausreichende Dispergierung vorzuliegen. Für nachfolgende Versuche wurde eine Ultraschallbeanspruchung von 180 Sekunden festgelegt, um eine vollständige Dispergierung zu gewährleisten.

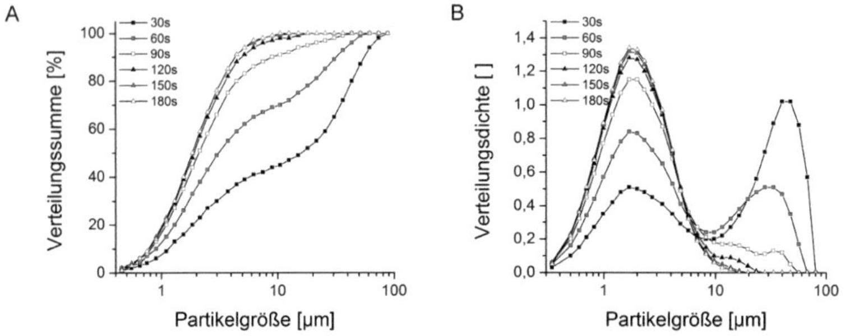

Abbildung 3.17: Abhängigkeit der Pulverdispergierung von der zeitlichen Ultraschallbeanspruchung bei Nassdispergierung von reinem Griseofulvin. Gemessen wurde nach Zeitintervallen von jeweils 30 s. (A) Summenverteilungskurve. (B) logarithmische Dichteverteilungskurve.

Die Präzision der laserdiffraktometrischen Vermessung mittels Nassdispergiereinheit konnte im Hinblick auf ihre Wiederholbarkeit (Tabelle 7.5 im Anhang) und Vergleichbarkeit untersucht werden. Die laborinterne Vergleichspräzision unterscheidet sich von der Wiederholpräzision dadurch, dass dieselbe Probe mehrfach hintereinander vermessen wird. Dies ist besonders für die Robustheit der Methode von Bedeutung. Für die Nassdispergiereinheit gibt Tabelle 3.7 Informationen über die Vergleichspräzision. Die Streuungen fielen geringer aus als bei den Ergebnissen der Wiederholpräzision. Über einen Zeitraum von 2 Minuten blieb die optische Konzentration stabil. Veränderungen der optischen Konzentration während der Messreihe könnten auf eine schlechte Durchmischung, Lösungsprozesse oder das Aussedimentieren von Partikeln hindeuten. Gleichbleibende Partikelgrößenverteilungen, die Stabilität der optischen Konzentration und die Reproduzierbarkeit der Wiederholungsmessungen zeigten, dass die verwendete Methode Proben ausreichend und stabil dispergiert.

Tabelle 3.7: Laborinterne Vergleichspräzision der Partikelgrößenmessung mit Nassdispergierung

Druck	Datum und Zeit	x_{10} [µm]	x_{50} [µm]	x_{90} [µm]	c_{opt} [%]
180 s	05.03.2012 17:15:36	1,87	12,63	35,13	5,98
180 s	05.03.2012 17:15:56	1,94	12,92	36,23	6,14
180 s	05.03.2012 17:16:16	1,88	12,51	34,39	5,89
180 s	05.03.2012 17:16:36	1,84	12,03	33,42	5,88
180 s	05.03.2012 17:16:56	1,87	12,46	33,89	5,99
180 s	05.03.2012 17:17:16	1,86	12,23	33,51	5,84
	Mittelwert	1,88	12,46	34,43	
	Standardabweichung	0,03	0,31	1,09	
	VK [%]	1,80	2,49	3,15	

3.2.4.4 Vergleich Trocken- und Nassdispergierung

Die durchgeführten Untersuchungen konnten zeigen, dass sowohl die Trocken-, als auch die Nassdispergiereinheit für Partikelgrößenmessungen im angestrebten Arbeitsbereich geeignet waren. Beide Methoden boten ein geeignetes Maß an Präzision und Richtigkeit. Bei Verwendung der Nassdispergiereinheit wurden die Partikelgrößen aufgrund einer stärkeren Desagglomeration kleiner dargestellt als bei Benutzung der Trockendispergierung. Ein tendenzieller Vergleich beider Methoden war aber problemlos möglich. Abbildung 3.18 vergleicht Trocken- und Nassdispergiereinheit bei der Messung einer identischen Probe.

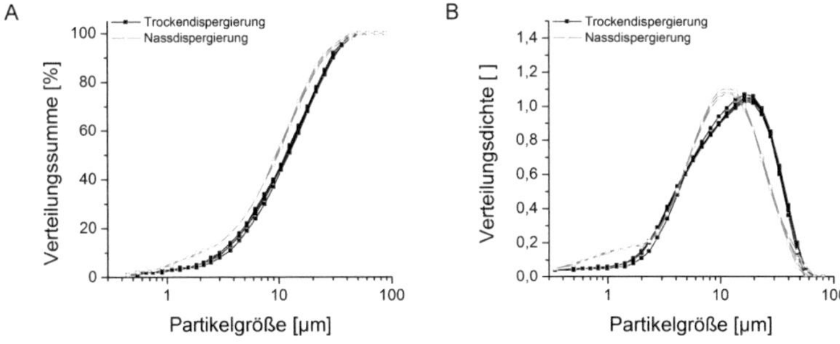

Abbildung 3.18: Vergleich von Trocken- und Nassdispergiereinheit des Laserdiffraktometers anhand von ungemahlenem Griseofulvin (n=6). (A) Verteilungssummenkurve. (B) Dichteverteilung.

Mithilfe beider Methoden war es nun möglich, die Partikelgrößenverteilung der gesamten Formulierung zu bestimmen und darüber hinaus die Größenverteilung des Arzneistoffs innerhalb der Formulierung näher zu charakterisieren.

3.2.5 Zusammenfassung

Für einen breiten Einsatz strukturaufklärender Methoden im Bereich der Festkörpercharakterisierung fester Dispersionen war die Anwendbarkeit und Aussagekraft der verschiedenen Verfahren zu klären. In diesem Zusammenhang wurden im vorliegenden Kapitel die Eignung der Röntgendiffraktometrie, der dynamischen Differenzleistungskalorimetrie und der Partikelgrößenbestimmung mittels Laserbeugung bezüglich verschiedener Aspekte wie Methodenentwicklung, Validierung und quantitativer Analyse untersucht. Mittels Röntgendiffraktometrie ist es möglich, unterschiedliche polymorphe Formen einer Substanz zu identifizieren und zwischen der amorphen und kristallinen Form eines Feststoffs zu unterscheiden. Die dynamische Differenzleistungskalorimetrie ermöglicht den Nachweis amorpher Anteile von weniger als 0,5 % und hilft die Struktur fester Dispersionen aufzuklären. Mittels Partikelgrößenanalytik durch Laserbeugung lassen sich Aussagen hinsichtlich der Partikelgröße aller Bestandteile einer Formulierung tätigen sowie Angaben zur Größe der Arzneistoffpartikel in der Formulierung treffen. Für alle untersuchten Methoden konnte gezeigt werden, dass sie für den beabsichtigten Einsatzzweck geeignet sind. Der Vergleich der Ergebnisse belegte, dass sich die Verfahren in ihrer Aussagekraft gegenseitig ergänzen. Daher sollten zur bestmöglichen Auswertung der Ergebnisse die Methoden stets zueinander in Kontext gesetzt und diskutiert werden.

3.3 Herstellung fester Dispersionen durch Covermahlung

3.3.1 Einleitung

Die Luftstrahlmühle sollte auf ihre Eignung zur Herstellung fester Dispersionen durch Covermahlung untersucht werden. Ziel war die Aufdeckung prozessbedingter Grenzen der Luftstrahlmühle, d.h. in welchen Fällen Luftstrahlmahlung zur Herstellung fester Dispersionen zweckdienlich ist und in welchen Fällen sie keine geeignete Maßnahme darstellt. Als Modellarzneistoff zur Herstellung fester Dispersionen wurde das Antimykotikum Griseofulvin gewählt, welches als neutral reagierende Substanz eine sehr geringe Wasserlöslichkeit von 12,1 mg/L (25 °C) [135] aufweist. Griseofulvin erfordert bei erforderlichen Einzeldosen von 125–500 mg ein hohes Dosis-Löslichkeitsvolumen (DLV) von 10,3–41,3 L. Dieser Bereich gibt das Flüssigkeitsvolumen an, in dem die vorgegebene Dosis komplett löslich ist. Selbst bei Einnahme mit einem Glas Wasser und der Berücksichtigung der physiologisch vorhandenen Flüssigkeit im Gastrointestinaltrakt ist das Volumen zu gering, um die Dosis komplett zu lösen. Griseofulvin gehört zu den Arzneistoffen, bei denen durch Mikronisierung und der damit einhergehenden Vergrößerung der spezifischen Oberfläche eine Erhöhung der Bioverfügbarkeit erzielt werden konnte [136]. Durch Reduktion der mittleren Partikelgröße von 10 auf 2,7 µm wurde 2,5fach mehr Griseofulvin absorbiert, was eine Dosisreduktion bei gleichbleibenden Griseofulvinplasmaspiegeln ermöglichte [136]. In den vergangenen Jahrzehnten wurden daher weitere Möglichkeiten zur Verbesserung der Auflösungsgeschwindigkeit erforscht. Ein wesentlicher Forschungszweig befasste sich mit der Herstellung fester Dispersionen. Tabelle 3.8 listet die untersuchten Arten fester Dispersionen von Griseofulvin mit verschiedenen Trägermaterialien auf. Sie unterscheiden sich in Bezug auf den Arzneistoff, der entweder amorph, kristallin oder molekulardispers verteilt vorliegt, im Hinblick auf die Kristallinität des Trägermaterials sowie in ihrer Herstellungsmethode. Chiou und Riegelman untersuchten 1969 die Einbettung von Griseofulvin in Polyethylenglykol 6000 als Schmelzeinbettung und konnten anhand von Tierversuchen [137] sowie später am Menschen [138] die Erhöhung der Resorption durch Herstellung einer festen kristallinen Lösung dokumentieren. Andere Arbeitsgruppen zeigten, dass durch Bildung eines Eutektikums aus Griseofulvin und Bernsteinsäure eine Verbesserung der Auflösungsgeschwindigkeit erzielt wurde [139-141]. Weitere Möglichkeiten zur Herstellung fester Dispersionen von Griseofulvin sind das gemeinsame Zusammenschmelzen mit Zitronensäure [139] oder Lactose [79] sowie die Einbettung in leichtlösliche Zuckeralkohole wie Mannitol oder Xylitol [29, 142]. Die in Tabelle 3.8 dargestellten Formulierungen sollten zunächst mittels Covermahlung in der Luftstrahlmühle hergestellt und im Anschluss auf ihre physikochemischen Eigenschaften untersucht werden.

Die Herstellung einer interaktiven Mischung aus Griseofulvin und Natriumchlorid [143] gehört im ursprünglichen Sinne nicht zu den festen Dispersionen. Dennoch sollte eine feste Kristallsuspension von Griseofulvin in Natriumchlorid durch Luftstrahlmahlung erzeugt werden. Natriumchlorid stellte aufgrund seiner beträchtlichen Wasserlöslichkeit [144] bei vergleichsweise hoher Dichte (2,17 g/cm^3 [144]) einen interessanten Trägerstoff für die Beanspruchung in der Luftstrahlmühle im Hinblick auf das Materialverhalten dar. Luftstrahlgemahlene feste Kristallsuspensionen unterscheiden sich dabei wesentlich von interaktiven Mischungen (*ordered mixtures*). Bei interaktiven Mischungen werden feinpartikuläre Arzneistoffe (0,5-5 µm) durch Mischprozesse an grobpartikuläre Träger (50-150 µm) adhäriert [145]. Insbesondere im Bereich der pulmonalen Arzneimitteltherapie spielt neben den Adhäsionskräften zwischen beiden Substanzen die Kraft zur Deagglomeration des Wirkstoffs vom Träger eine große Rolle. Der Wirkstoff muss sich bei Inhalation vom Träger lösen können, um die Lunge zu erreichen. Feste kristalline Suspensionen hingegen dürfen kohäsiv sein und müssen sich nicht wieder trennen. Auch im Hinblick auf die Arzneistoffbeladung unterscheiden sich feste Kristallsuspensionen von den interaktiven Mischungen. Für interaktive Mischungen sollte die Menge an eingesetztem Arzneistoff so gewählt werden, dass eine monopartikuläre Oberflächenbelegung des Arzneistoffs auf dem Trägermaterial resultiert (*surface area ratio*) [143]. Für Interaktive Mischungen aus Griseofulvin und Natriumchlorid ergibt sich demnach eine Arzneistoffbeladung von 0,306 % [143]. Im Vergleich dazu können mit festen kristallinen Suspensionen deutlich höhere Arzneistoffbeladungen erzielt werden.

Tabelle 3.8: Feste Dispersionen mit Griseofulvin als Arzneistoff.

Name	Arzneistoff-Beladung	Träger	Art der Herstellung	Literatur
glasartige Lösung	10 %	Zitronensäure	Schmelzmethode	[139]
feste kristalline Lösung	10 %	Polyethylenglykol	Schmelz- und Lösungsmethode	[137-139, 146]
glasartige Suspension	10 %	Lactose · H_2O	Ringwalzenmühle	[79]
Eutektikum	55 %	Bernsteinsäure	Schmelzmethode	[139-141]
Kristallsuspension	10 %	Mannitol	Schmelzextrusion	[29]
Kristallsuspension	10 %	Xylitol	Schmelzmethode	[142]
Kristallsuspension*	10 %	Natriumchlorid	Interaktive Mischung	[143]

* Keine feste Dispersion im ursprünglichen Sinne. Wurde von Nyström als Interaktive Mischung hergestellt. Sollte in dieser Arbeit als Kristallsuspension hergestellt werden.

3.3.2 Dynamische Differenzleistungskalorimetrie

In Abbildung 3.19 sind die Ergebnisse der differenzleistungskalorimetrischen Untersuchungen dargestellt (vgl. Abschnitt 6.4.3). Für die 7 verschiedenen Formulierungen sind die Aufheizkurven der Ausgangssubstanzen, der covermahlenen sowie der physikalischen Mischung dargestellt. Teilweise wurde eine entsprechende feste Dispersion anhand der Methodenbeschreibung aus der betreffenden Publikation zum direkten Vergleich angeführt. Abbildung 3.19A und B zeigen die Aufheizkurven der einphasigen festen Dispersionen. Charakteristisch für das Vorliegen einer molekulardispersen Verteilung in der Trägermatrix ist das Fehlen eines Schmelzpeaks für den Arzneistoff im Thermogramm. Bei der glasartigen Lösung von Griseofulvin in Zitronensäure wurde ein eventuell auftretender Schmelzpeak von Griseofulvin bei 218 °C durch ein weiteres thermisches Ereignis überdeckt. Die bei 153 °C schmelzende Zitronensäure zerfiel bei weiterem Erhitzen auf 175 °C in Wasser und Akonitsäure, eine ungesättigte dreibasische Säure [147]. Der aus der Wasserabspaltung resultierende endotherme Peak überlagerte bis 250 °C andere mögliche thermische Ereignisse. Hinsichtlich der Peakgeometrie zeigten die covermahlene und die physikalische Mischung ähnliche Aufheizkurven. Die Formulierung, die durch Schmelzeinbettung hergestellt wurde, unterscheidet sich von diesen wesentlich. Auch in der optischen Beschaffenheit zeigten die Schmelzeinbettung und die Covermahlung Unterschiede: Die nach der Schmelzmethode [139] hergestellte feste Dispersion benötigte eine lange Zeit mit ausgeprägt viskosem Verhalten zur Erstarrung und zeichnete sich durch eine hellgelbe Färbung aus. Zwischen der covermahlenen Formulierung und ihrer physikalischen Mischung war kein Unterschied auszumachen. Die Bildung einer glasartigen Lösung durch Luftstrahlmahlung konnte damit ausgeschlossen werden.

Feste Lösungen aus Griseofulvin und Polyethylenglykol 6000 zeigten sowohl für die covermahlene Formulierung als auch für die Schmelzeinbettung nach Chiou und Riegelman [139] ähnliche Aufheizkurven (Abbildung 3.19B). Fehlende Schmelzpeaks des Griseofulvins deuteten auf die molekulardisperse Verteilung des Arzneistoffs hin. Jedoch war auch in der physikalischen Mischung kein Schmelzpeak in der Aufheizkurve sichtbar. Ein Grund für diesen Effekt könnte das Lösen von Griseofulvin in Polyethylenglykol sein. Ein Anteil von 10 % Griseofulvin ist dabei ohne weiteres im Polymer löslich [139]. Da es sehr unwahrscheinlich ist, dass durch einfaches Mischen im Turbula-Mischer eine feste Lösung enstanden ist, erschien die DSC-Messung im vorliegenden Fall für die Beurteilung der Verteilung des Arzneistoffs im Träger ungeeignet. Eine analoge Beobachtung wurde auch für den Arzneistoff Itraconazol in einer Polyethylenglykol-Matrix gemacht [148].

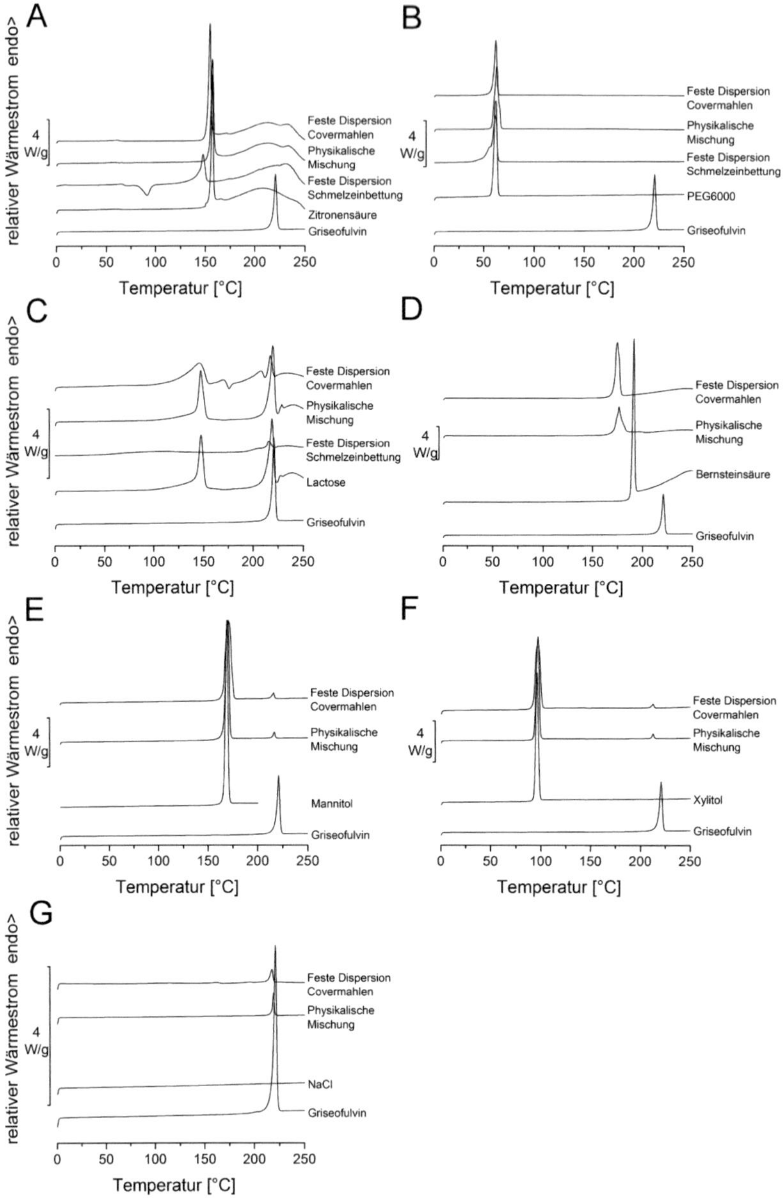

Abbildung 3.19: DSC-Kurven für die verschiedenen festen Dispersionen, sortiert nach den verwenden Trägermaterialien: (A) Zitronensäure; (B) Polyethylenglykol; (C) Lactose; (D) Bernsteinsäure; (E) Mannitol; (F) Xylitol; (G) Natriumchlorid. Aufheizraten jeweils 10 °C/min.

In zweiphasigen festen Dispersionen liegen die einzelnen Formulierungsbestandteile jeweils amorph oder kristallin vor. Mithilfe von DSC-Messungen lassen sich Aussagen über den amorphen Anteil innerhalb einer Formulierungen treffen. Charakteristika amorpher Anteile sind sichtbar als Glasübergänge (endothermer Basislinienversatz) oder als Kaltkristallisation (exothermes Ereignis). Saito et al. stellten feste Dispersionen bestehend aus Griseofulvin und Lactose mittels Ringwalzenmühle her [79]. Zeitabhängig kam es dabei zu einer Amorphisierung von Arznei- und Hilfsstoff, was die Lösungsgeschwindigkeit erhöhte. Im vorliegenden Fall konnten amorphe Anteile aufgrund der Überlagerung verschiedener thermischer Ereignisse nur schwer nachgewiesen werden. Abgesehen von der Schmelzeinbettung zeigten reine Lactose und lactosehaltige Formulierungen ein breites endothermes Ereignis bei 100–150 °C durch Kristallwasserabspaltung (Lactose-Monohydrat). Im Fall der physikalischen Mischung sowie der Reinsubstanz war der resultierende Peak schärfer ausgebildet und begann bei etwas höheren Temperaturen als bei den anderen Formulierungen. Dieser Unterschied könnte auf die Schwächung des Kristallgitters der Lactose durch die Covermahlung zurückgeführt werden. Bedingt durch geringe Wechselwirkung mit umgebenden Gittermolekülen würde das Kristallwasser hier bereits bei niedrigeren Temperaturen entweichen. Der Schmelzpeak von Lactose (Zersetzung bei 214 °C) und das Ereignis für die Dehydratation überlagerten so eventuell auftretende charakteristische Peaks für Griseofulvin, was den Nachweis von amorphem Arzneistoff zusätzlich erschwerte. Sowohl der Schmelzpeak (218 °C) als auch das charakteristische exotherme Ereignis von amorphem Griseofulvin bei etwa 125 °C [79] lagen innerhalb der überlagernden Ereignisse der Lactose. Nach rein optischen Gesichtspunkten war das Vorliegen einer glasartigen Suspension durch Covermahlung unwahrscheinlich, da weder ein Zustand der hochviskosen unterkühlten Schmelze, noch der Glaszustand erkennbar war. Die Covermahlung war nicht von der physikalischen Mischung zu unterscheiden. Dies sollte durch die Röntgenbeugungsanalyse bestätigt werden.

Goldberg et al. berichteten zuerst von einem Eutektikum bestehend aus Griseofulvin und Bernsteinsäure [141]. Um ein eutektisches System zu bilden, müssen die Bestandteile im flüssigen - dürfen jedoch nicht im festen Zustand - vollständig miteinander mischbar sein. Die gegenseitige Beeinflussung ihrer Rekristallisation führt zu einem Substanzgemisch, welches bereits bei niedrigeren Temperaturen schmilzt als seine Reinstoffe. Werden beide Substanzen in einem bestimmten Mischungsverhältnis erhitzt, stellt sich beim Erstarren der homogenen Schmelze ein Gleichgewicht zwischen den drei Phasen Schmelze, feste Mischung von Griseofulvin sowie Bernsteinsäure ein. Dieses Gleichgewicht ist der eutektische Punkt. Für das System Griseofulvin/Bernsteinsäure trat er bei einem Mischungsverhältnis von 55/45 % mit einer Temperatur von 171 °C auf. Abbildung 3.20 zeigt die Aufheizkurven und das Phasendiagramm mit den zwei Freiheitsgraden Temperatur und Konzentration.

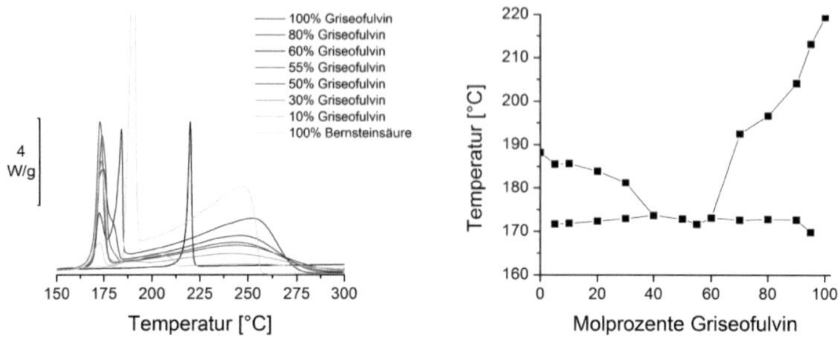

Abbildung 3.20: Ausbildung des Eutektikums am Beispiel von Griseofulvin und Bernsteinsäure. Links: Aufheizkurven der Reinstoffe sowie verschiedener Mischungen; Aufheizrate: 10 °C/min. Rechts: Phasendiagramm mit den Freiheitsgraden Temperatur und Konzentration der beteiligten Komponenten.

Abbildung 3.19D zeigt Aufheizkurven für Formulierungen, die durch Covermahlung und physikalisches Mischen erhalten wurden. Deutlich erkennbar waren Schmelzpeaks unterhalb der Schmelztemperaturen der Ausgangsstoffe. Eventuell vorhandene Schmelzpeaks von Griseofulvin wurden hierbei allerdings durch die thermische Anhydrid-Bildung der Bernsteinsäure verdeckt [149].

Feste kristalline Suspensionen, in denen der Arzneistoff kristallin neben dem Trägermaterial vorliegt, wurden mit Mannitol, Xylitol und Natriumchlorid hergestellt. Die Abbildung 3.19E bis G zeigen die resultierenden Aufheizkurven. Geringe Verschiebungen der Schmelzpeaks für Griseofulvin hatten ihre Ursache wahrscheinlich in der erheblichen Reduktion der Partikelgröße des Arzneistoffes von etwa 12 auf kleiner als 2 µm (x_{50}). Natriumchlorid zeigte im untersuchten Temperaturbereich kein thermisches Ereignis, nur das Schmelzen von Griseofulvin war zu beobachten. Für Formulierungen mit Mannitol und Xylitol zeigten jeweils zwei Schmelzpeaks das Vorliegen aller Formulierungsbestandteile in der kristallinen Form an [150]. Bereits Thommes et al. [29] stellten feste kristalline Suspensionen aus Griseofulvin und Mannitol her. Dabei konnte eine polymorphe Umwandlung von β- zu α-Mannitol durch Schmelzextrusion beobachtet werden. Beide Kristallmodifikationen weisen jedoch annähernd gleiche Schmelztemperaturen auf [150], was eine Unterscheidung mittels Differenzleistungskalorimetrie schwierig machte.

3.3.3 Röntgenpulverdiffraktometrie

Die Röntgenbeugung stellt eine verlässliche Methode zum qualitativen Nachweis kristalliner und amorpher Stoffe dar. Besonders beim Nachweis molekulardispers verteilter Bestandteile ist sie der differenzkalorimetrischen Vermessung vorzuziehen. Einphasige feste Dispersionen zeigen weder scharfe Peaks noch eine

Basislinienverschiebung für die molekulardisperse verteilte Komponente [151]. Abbildung 3.21 fasst die Röntgenbeugungsmuster der untersuchten Formulierungen zusammen (vgl. Abschnitt 6.4.4). Diese bestätigten, dass die Luftstrahlmahlung zur Herstellung glasartiger und fester kristalliner Lösungen nicht geeignet war. In den Schmelzeinbettungen aus Griseofulvin und Zitronensäure bzw. Polyethylenglykol waren keine charakteristischen Arzneistoffpeaks zu erkennen (Abbildung 3.21A und B), wohingegen die entsprechenden Covermahlungen eindeutig dem Arzneistoff zurechenbare Röntgenreflexe zeigten. Im Gegensatz zu kristallinen Systemen zeigen amorphe Strukturen aufgrund ihrer fehlenden Fernordnung keine Peaks im Röntgenbeugungsmuster, sondern ein diffuses Rauschen [152]. Anhand der Schmelzeinbettung von Griseofulvin in Lactose konnte die Umwandlung der kristallinen Ausgangsstoffe in eine amorphe feste Dispersion gezeigt werden (Abbildung 3.21C). Die mechanische Beanspruchung in der Luftstrahlmühle reichte hingegen nicht aus, die Ausgangsstoffe zu amorphisieren; die covermahlene Charge zeigte ein identisches Beugungsmuster zur physikalischen Mischung.

Eutektische Mischungen lassen sich mittels Röntgendiffraktometrie in der Regel nicht von ihren physikalischen Mischungen unterscheiden. Vereinzelt finden sich Meinungen, dass eine Unterscheidung möglich ist, wenn die Wechselwirkungen zwischen den Bestandteilen groß genug sind, ein neues Kristallgitter auszubilden [153]. Dies ist eher charakteristisch für Cokristalle, bei denen u. a. ein neues Beugungsmuster zur Unterscheidung von der physikalischen Mischung herangezogen wird [154, 155]. Das Beugungsmuster der eutektischen Mischung aus Griseofulvin und Bernsteinsäure stellte eine Kombination aus den Beugungsreflexen der Einzelstoffe dar. Dieses ist bekannt von eutektischen Mischungen aus Ibuprofen und Ketoprofen [153], Paracetamol und Propyphenazon [156] oder auch Acetylsalicylsäure und Simvastatin [157]. Das durch Schmelzeinbettung erzeugte Eutektikum zeigte dagegen deutliche Unterschiede zur physikalischen Mischung (Abbildung 3.21D) bei 22,03, 27,17 und 32,41 °2θ. Ein Vergleich mit Ergebnissen aus früheren Publikationen [139-141] konnte nicht angeführt werden, da diese andere Ausschnitte der Röntgendiffraktogramme verwendeten [149]. Beugungsmuster der covermahlenen Formulierung waren mit der physikalischen Mischung zur Deckung zu bringen. Auch optisch konnten beide Formulierungen nicht voneinander unterschieden werden. Die erstarrte Schmelzeinbettung hingegen war gelblicher und zeigte einen schimmernden Glanz. Die Ergebnisse bestätigten die Annahme, dass die Luftstrahlmahlung nicht zur Herstellung von Eutektika geeignet ist.

Für die festen kristallinen Suspensionen (Abbildung 3.19E–G) bestätigten sich die Ergebnisse der DSC-Untersuchungen: Alle Bestandteile der jeweiligen Formulierungen lagen kristallin vor. Auch die polymorphe Umwandlung von Mannitol, wie z.B. für die Schmelzextrusion beschrieben [29], konnte bei der Luftstrahlmahlung nicht beobachtet werden. Die Beugungsmuster der covermahlenen Formulierungen sowie ihrer physikalischen Mischungen zeigten charakteristische Peaks der stabilen β-Modifikation [150]. Auch Griseofulvin kann neben seiner stabilen Modifikation I in zwei weiteren Modifikationenen II und III auftreten [158]. In allen untersuchten Formulierungen dieser Arbeit lag Griseofulvin aber ausschließlich in seiner stabilsten Modifikation (Form I) vor. Geringere Peakintensitäten in den Beugungsmustern lassen sich mit der durch Zerkleinerung verringerten Kristallitgröße erklären [159]. Die üblicherweise damit einhergehende Verbreiterung der Beugungsreflexe konnte jedoch aufgrund des niedrigen Signal-Rausch-Verhältnisses nicht mit ausreichender statistischer Signifikanz nachgewiesen werden. Gemäß der Scherrer-Gleichung beträgt die Quantifizierungsgrenze zur Bestimmung der Kristallitgröße aus der Verbreiterung der Beugungsreflexe etwa 1 µm [160]. Da dieser Wert sehr dicht bei der Partikelgröße der hergestellten Formulierungen liegt, wurde dieser Effekt nicht weiter untersucht.

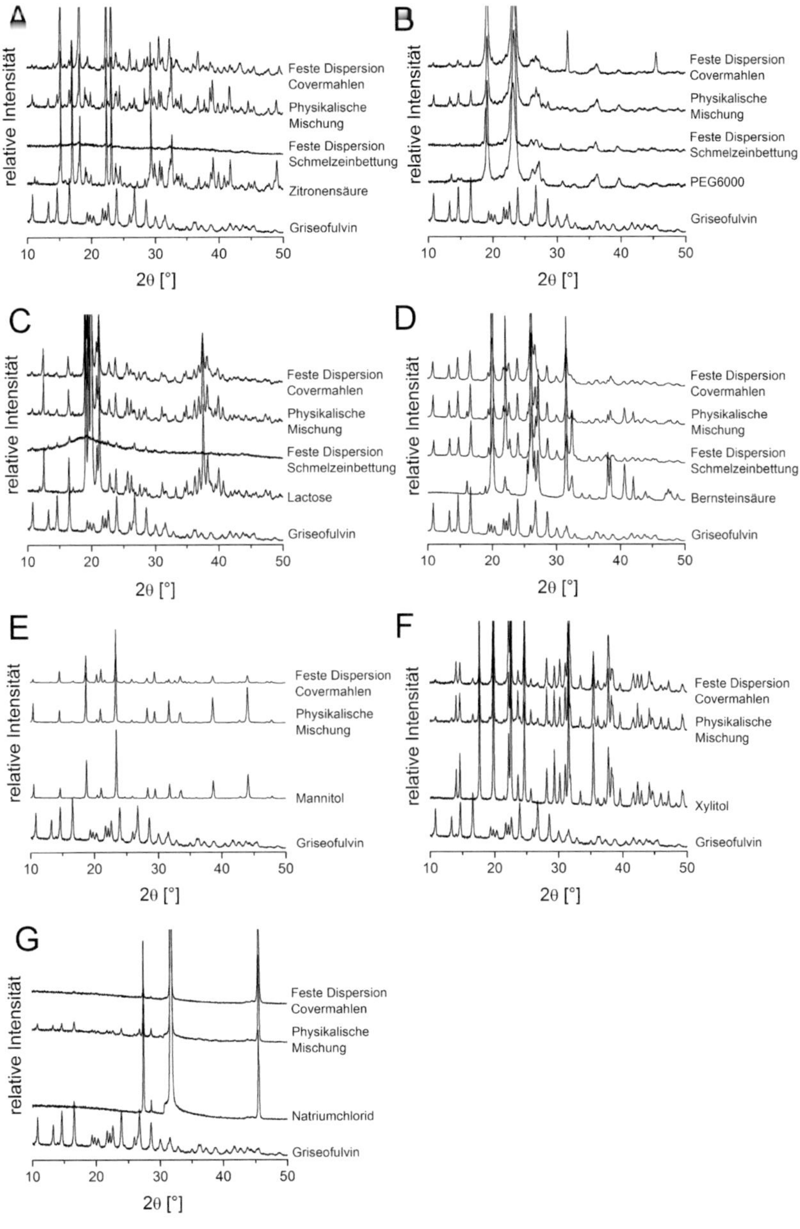

Abbildung 3.21: Röntgenbeugungsmuster verschiedener fester Dispersionen: (A) Zitronensäure; (B) Polyethylenglykol; (C) Lactose; (D) Bernsteinsäure; (E) Mannitol; (F) Xylitol; (G) Natriumchlorid.

3.3.4 Partikelgröße

Materialeigenschaften zu mahlender Substanzen haben Einfluss auf das Bruchverhalten. Durch eine höhere Materialhärte und -dichte sowie ein niedriges Elastizitätsmodul wird mehr Energie zur Beschleunigung der Mahlgutpartikel in der Luftstrahlmühle benötigt. Mahlgüter mit geringer Härte und Dichte und großem Elastizitätsmodul lassen sich dementsprechend leichter zerkleinern als Mahlgüter großer Härte und Dichte und mit kleinem Elastizitätsmodul [161]. Luftstrahlmahlung ist nur für Materialien bis zu einer Mohs-Härte von 3 geeignet [103]. Unter den verwendeten Trägermaterialien hat Natriumchlorid eine vergleichsweise hohe Dichte von 2,17 g/cm^3 und Polyethylenglykol eine verhältnismäßig geringe Dichte von 1,15-1,21 g/cm^3. Die Dichten der anderen verwendeten Substanzen lagen in einem Bereich von 1,51-1,55 g/cm^3. Natriumchlorid gilt als verhältnismäßig weich und relativ spröde, Lactose als sehr elastisch [144]. Zwar zeigten die verwendeten Hilfsstoffe unterschiedliche Ausgangskorngrößenverteilungen, doch sollten sich diese Unterschiede unter stabilen Arbeitsbedingungen nicht auf das Mahlergebnis auswirken [162]. Abbildung 3.22 zeigt die Partikelgrößenverteilungen der untersuchten Formulierungen sowie der Ausgangssubstanzen. Die verwendeten Hilfsstoffe besaßen unterschiedliche Ausgangskorngrößenverteilungen. Die einzelnen Ausgangsstoffe wurden mittels Trockendispergiereinheit vermessen, die Formulierungen mithilfe der Nassdispergierung (vgl. Abschnitt 6.4.2). Durch Nassdispergierung war es möglich, den Arzneistoff in der Formulierung zu erfassen, während sich die gut löslichen Träger im Dispergiermedium lösten. Die Luftstrahlmühle zerkleinerte bei einem Mahldruck von 4 bar effektiv grobes wie feines Ausgangskorn. Die covermahlenen Produkte fielen sehr fein an und zeigten mehrheitlich enge Korngrößenverteilungen. Der überwiegende Teil der Partikelgrößen lag im unteren Mikrometerbereich (<10 µm). Unabhängig von der Ausgangsgröße und trotz der unterschiedlichen Dichten der verwendeten Hilfsstoffe lagen nach erfolgter Covermahlung keine wesentlichen Größenunterschiede zwischen den Formulierungen mehr vor. Durch die Funktionsweise der Mühle verweilten grobe und feine Ausgangsmaterialien unterschiedlich lang in der Mahlkammer, bis die Endkorngröße erreicht war. Die Herstellung einphasiger fester Dispersionen, bei denen der Arzneistoff mittels Luftstrahlmahlung molekulardispers im Trägermaterial verteilt werden sollte, schlug fehl. Laserdiffraktometrisch werden Arzneistoffpartikel im Mikrometerbereich, analog zu den anderen hergestellten Formulierungen erfasst (Abbildung 3.22A und B). Arzneistoffpartikel der durch Schmelzeinbettung hergestellten festen kristallinen und glasartigen Lösungen konnten hingegen durch das verwendete Verfahren nicht erfasst werden. Es ist anzunehmen, dass Griseofulvin in diesen Fällen molekulardispers im Träger verteilt ist.

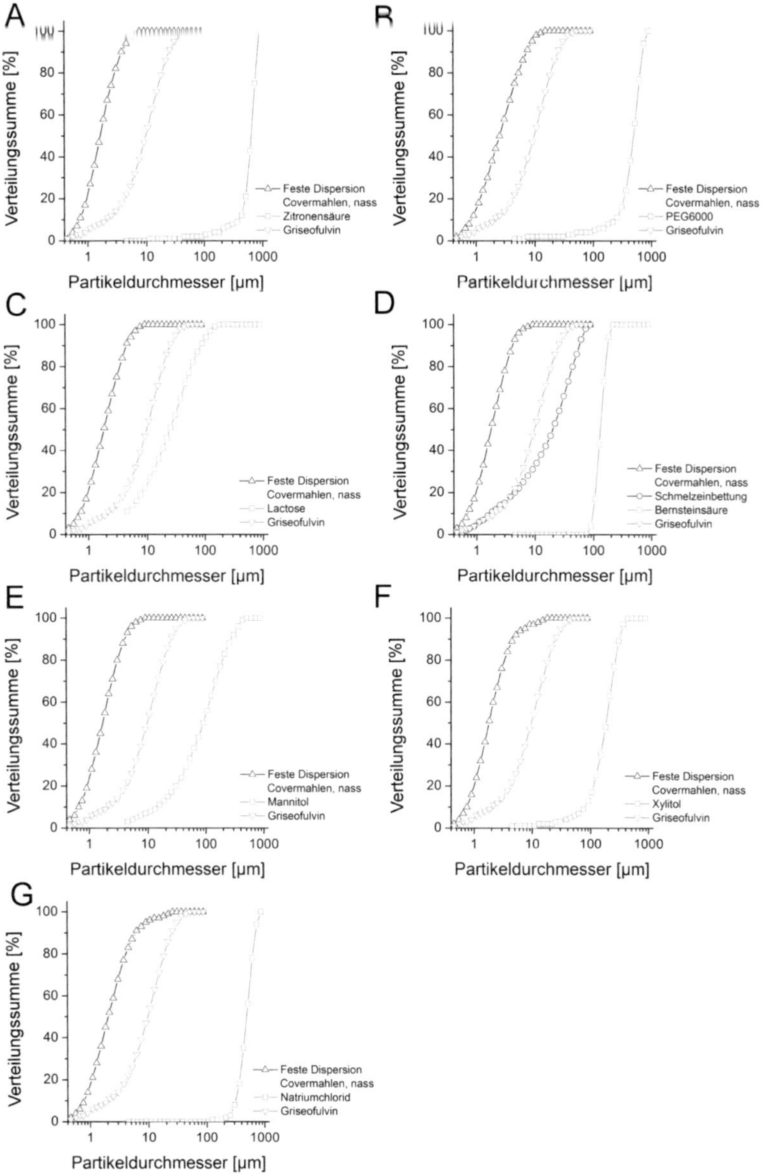

Abbildung 3.22: Partikelgrößenverteilungen verschiedener covermahlener fester Dispersionen (Nassdispergierung) und ihrer Ausgangsstoffe (Trockendispergierung): (A) Zitronensäure; (B) Polyethylenglykol; (C) Lactose; (D) Bernsteinsäure; (E) Mannitol; (F) Xylitol; (G) Natriumchlorid.

3.3.5 Freisetzung

Der Einfluss der Covermahlung auf die Formulierung wurde in-vitro über Freisetzungsprüfungen mit der physikalischen Mischung verglichen (vgl. Abschnitt 6.4.1). Für schwer wasserlösliche Arzneistoffe werden neben Wasser verschiedene Pufferlösungen und biorelevante Medien als Freisetzungsmedien verwendet. Durch Zusätze von grenzflächenaktiven Substanzen oder Cosolventien wird die Wirkstofffreisetzung häufig beschleunigt, was eine bessere in-vivo-/in-vitro-Korrelation ermöglichen soll [163]. In-vivo beeinflussen physiologische Parameter die Freisetzungsrate gemäß der Gleichung von Nernst und Brunner [10]. Natürliche Tenside in der Flüssigkeit des Gastrointestinaltrakts erhöhen die effektive Oberfläche. Der Diffusionskoeffizient wird durch die Viskosität des Mageninhalts und die Magen-Darm-Motilität beeinflusst [164]. Die Löslichkeit des Arzneistoffes kann durch Abbau von Fettkomponenten in der Nahrung sowie durch der mit der Exkretion von Gallensäuren und Lecithin verbundenen Solubilisierung erhöht sein [164]. Auch das Flüssigkeitsvolumen, das durch Sekretion und orale Flüssigkeitsaufnahme variiert wird, hat einen Einfluss auf die Arzneistofffreisetzung [164]. Biorelevante Medien wie FaSSIF (*fasted state simulated intestinal fluid*) oder FeSSIF (*fed state simulated intestinal fluid*) versuchen diese Verhältnisse durch Zusätze von Taurocholat und Lecithin nachzubilden. Die United States Pharmacopeia (USP) empfiehlt in ihrer Vorschrift für Freisetzungsuntersuchungen mit Griseofulvin die Verwendung hoher Konzentrationen von grenzflächenaktivem Natriumlaurylsulfat im Freisetzungsmedium. Zusätze dieser Art führen in höherer Konzentration ebenfalls zu einer Beschleunigung der Auflösungsgeschwindigkeit und damit zu einer Nivellierung von Unterschieden zwischen einzelnen Formulierungen [165]. Zur Vereinfachung des Systems und um Unterschiede zwischen einzelnen Formulierungen zu detektieren, wurde demineralisiertes Wasser ohne weitere Zusätze verwendet. Die im Vergleich zu anderen Freisetzungsmedien langsamere Auflösungsgeschwindigkeit ist besonders diskriminierend und dürfte zu einer Unterschätzung der tatsächlichen in-vivo-Auflösungsgeschwindigkeit führen.

Abbildung 3.23 stellt Freisetzungen von covermahlenem Griseofulvin mit verschiedenen Hilfsstoffen gegenüber, Abbildung 3.24 Freisetzungskurven der physikalischen Mischungen (vgl. Abschnitt 6.4.1). Ursprünglich sollte der Arzneistoff in den Formulierungen mit Polyethylenglykol und Zitronensäure molekulardispers verteilt und bei Kombination mit Lactose im amorphen Zustand vorliegen. Festkörperuntersuchungen zeigten aber, dass Griseofulvin in jeder Charge kristallin und lediglich mikronisiert vorlag, so dass die Freisetzungsunterschiede im Wesentlichen auf der Partikelgrößenreduktion sowie dem Einfluss des Trägermaterials beruhten. Aus Abbildung 3.23 ist ersichtlich, dass sich trotz ähnlicher Partikelgrößenverteilungen die Freisetzungsgeschwindigkeiten der verschiedenen Formulierungen deutlich unterschieden. Der Einfluss des Hilfsstoffs wurde hier deutlich, konnte aber nicht auf die unterschiedlichen Löslichkeiten in

Wasser reduziert werden. So zeigen Natriumchlorid und Xylitol eine deutlich höhere Löslichkeit in Wasser als Mannitol [144], führten aber zu langsameren Freisetzungsgeschwindigkeiten.

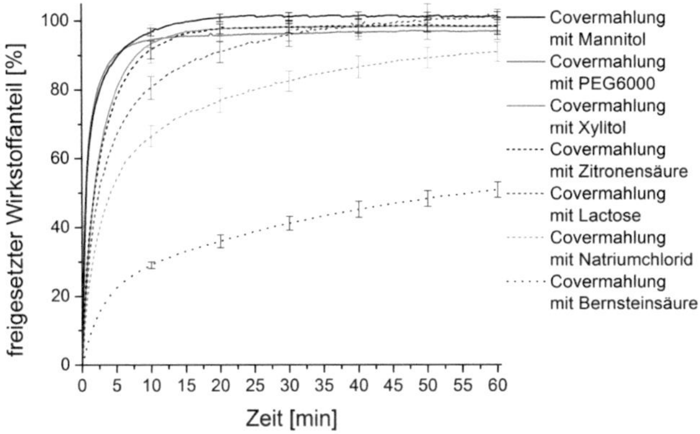

Abbildung 3.23: Freisetzung der verschiedenen Covermahlungen in Wasser (50 U/min, n=6, MW±s).

Auch wenn Griseofulvin in Zitronensäure und Polyethylenglykol nicht molekulardispers verteilt vorlag, zeigten beide Systeme beschleunigte Freisetzungsgeschwindigkeiten im Vergleich zu ihren physikalischen Mischungen (Abbildung 3.24).

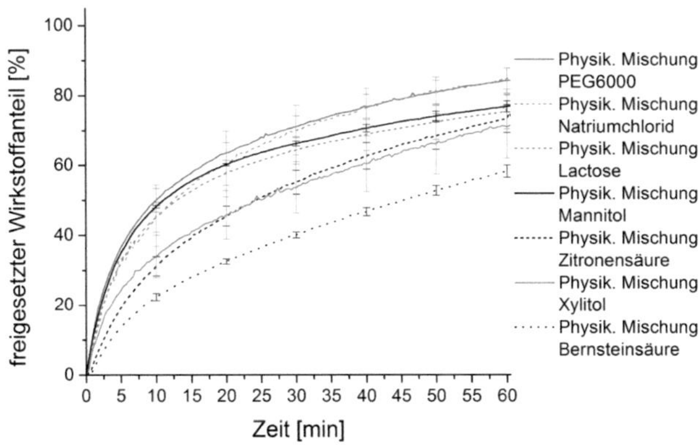

Abbildung 3.24: Freisetzung der verschiedenen physikalischen Mischungen in Wasser (50 U/min, n=6, MW±s).

Abgesehen von Formulierungen mit Bernsteinsäure zeigten alle covermahlenen Chargen eine Erhöhung der Freisetzungsgeschwindigkeit verglichen mit ihren physikalischen Mischungen.

3.3.6 Zusammenfassung

Die Kombination aus Differenzleistungskalorimetrie und Röntgenbeugung ermöglichte präzise Aussagen über den Festkörperzustand der verwendeten Formulierungen vor und nach der Covermahlung. Dadurch konnte nachgewiesen werden, dass Covermahlung in der Luftstrahlmühle nur mit deutlichen Einschränkungen zur Herstellung fester Dispersionen geeignet war. In keinem Fall führte die Covermahlung mit den verwendeten Trägermaterialien zu einer Amorphisierung der Komponenten. Auch eine molekulardisperse Verteilung des Arzneistoffs in der Matrix konnte durch Luftstrahlmahlung nicht erreicht werden. Polymorphe Umwandlungen oder die Bildung von Cokristallen durch den Mahlprozess konnten ebenfalls ausgeschlossen werden. Die üblicherweise bei Mahlprozessen auftretenden Spannungen werden durch Energieübertragung von den Mahlkörpern auf die zu zerkleinernden Partikel erzeugt. Bei der Luftstrahlmahlung erfolgt die Zerkleinerung jedoch durch gegenseitige Zusammenstöße. Daraus resultiert ein geringerer Wirkungsgrad der Energieübertragung als bei der Fremdzerkleinerung z.B. durch Kugel- oder Schwingmühlen. Von größerer Bedeutung ist jedoch der Sichtungseffekt in der Mahlkammer einer Luftstrahlmühle. Durch die kurze Aufenthaltsdauer von Mahlgut in der Mahlkammer, ist die erfolgte Materialbeanspruchung zu gering um Veränderungen der Kristallstruktur zu erzeugen. Mittels der fortwährenden Sichtung konnten Formulierungen einheitlicher Partikelgrößen, unabhängig von der Ausgangsgröße der verwendeten Materialien, hergestellt werden. Ein Einfluss von Materialeigenschaften wie Dichte, Härte oder Elastizität konnte bei den verwendeten Substanzen nicht nachgewiesen werden. Bestehende Unterschiede dürften zu gering ausgeprägt sein.

Covermahlene Formulierungen zeigten eine im Vergleich zur physikalischen Mischung beschleunigte Freisetzung. Gründe hierfür können die vergrößerte spezifische Oberfläche, eine bessere Benetzbarkeit oder auch eine verbesserte Dispergierung von Arzneistoffpartikeln im Trägermaterial sein. Die genaue Ursache sollte genauer untersucht werden und wird im folgenden Kapitel beschrieben.

3.4 Feste kristalline Suspension mit Griseofulvin

3.4.1 Einleitung

In vorherigen Untersuchungen konnte gezeigt werden, dass Griseofulvin aus fester kristalliner Suspension mit Mannitol schneller freigesetzt wird als aus der entsprechenden physikalischen Mischung. Darauf aufbauend sollte geprüft werden, inwiefern und wieso die feste Dispersion mit Mannitol ihren physikalischen Mischungen überlegen ist. Zunächst sollte der Einfluss der Arzneistoff-Beladung untersucht werden. Danach galt es, die Beladung mit der schnellsten Wirkstofffreisetzung mit den jeweiligen physikalischen Mischungen zu vergleichen. Der Vergleich sollte sowohl unter physikochemischen Gesichtspunkten als auch anhand von Freisetzungsuntersuchungen gezogen werden. Neben Griseofulvin zählen viele weitere neue Arzneistoffe sowie ein Großteil der potenziellen Entwicklungskandidaten der modernen kombinatorischen Wirkstoffforschung zu den BCS-Klasse II Verbindungen. Die Untersuchung und Verbesserung des Freisetzungsverhaltens wird immer bedeutender für die pharmazeutische Forschung und Entwicklung (vgl. Abschnitt 1.1). Innerhalb dieser Klassifizierung stellt die Lösungsgeschwindigkeit häufig den geschwindigkeitsbestimmenden Schritt der Absorption dar und ist damit entscheidend für die systemische Verfügbarkeit des Stoffs.

3.4.2 Arzneistoffbeladung

Die Beladung mit Arzneistoff beeinflusste das Freisetzungsverhalten der Formulierung (Abbildung 3.25) (vgl. Abschnitt 6.4.1). Bei einer geringen Beladung mit 10 % Griseofulvin erfolgte die Freisetzung schnell. Eine Erhöhung der Beladung auf 25 % bzw. 55 % verlangsamte die Freisetzung trotz Beibehaltung von sink-Bedingungen deutlich, obwohl die Lösungsgeschwindigkeit verglichen zum reinen Arzneistoff erhöht wurde.

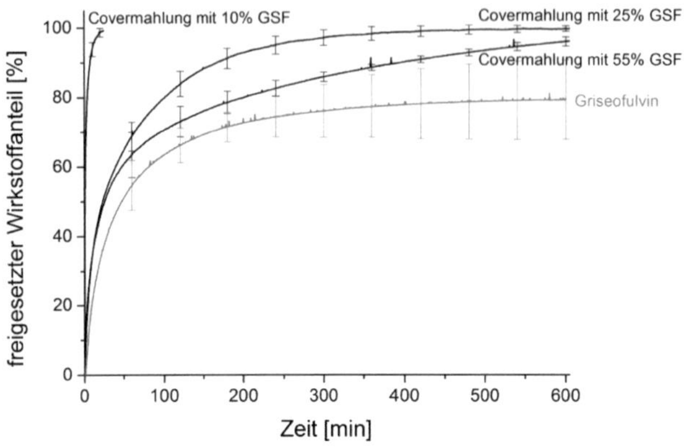

Abbildung 3.25: Covermahlung: Einfluss der Arzneistoffbeladung im Vergleich zu reinem Griseofulvin (n=6, MW±CI, α=0,05).

Zur Erklärung dieser Beobachtung wurde die Perkolationstheorie herangezogen [166]. Sie beschreibt die Ausbildung zusammenhängender Cluster oder Partikelgruppierungen bei zufallsbedingtem Besetzen von Strukturen. Mit zunehmendem Anteil einer Komponente bilden sich deren Cluster zufällig aus. Wird der Anteil dieser Komponente weiter erhöht, kann die Clusterstruktur die gesamte Mischung durchdringen (perkolieren). Dieses Verhältnis wird auch als kritisches Mischungsverhältnis oder Perkolationsschwelle bezeichnet. In covermahlenen Formulierungen ist der Arzneistoff im Idealfall monodispers und zufällig in der Trägermatrix verteilt. Die drei verschiedenen Zustände des Arzneistoff/Träger-Systems werden durch zwei Perkolationsschwellen unterteilt: Unterhalb der unteren Perkolationsschwelle sind Griseofulvinpartikel in eine kontinuierliche Phase von Mannitol eingebettet. Genau entgegengesetzt verhält es sich oberhalb der zweiten Perkolationsschwelle: Hier ist der Anteil an Mannitol deutlich niedriger, der Hilfsstoff ist eingebettet in eine kontinuierliche Phase an Arzneistoffpartikeln. Bei einer Beladung von 10 % Griseofulvin perkolierte der Hilfsstoff das System gemäß der Theorie und bestimmte das Freisetzungsverhalten. Bei einer Arzneistoffbeladung von 25 % scheint die erste Perkolationsschwelle überschritten. Sowohl Griseofulvin als auch Mannitol durchdringen die gesamte Mischung. Auch bei einer Beladung von 55 % sollten Arznei- und Hilfsstoff nebeneinander perkolieren. Da die Löslichkeit von Griseofulvin deutlich niedriger ist als die von Mannitol, traten die größeren Veränderungen in der Freisetzungsgeschwindigkeit beim Überschreiten der Perkolationsschwelle für Griseofulvin auf. Die Formulierung mit einer Beladung von 10 % zeigte die schnellste Freisetzung, daher fokussierten sich nachfolgende Untersuchungen auf diese Beladung.

3.4.3 Covermahlung vs. physikalisches Mischen

Um die beschleunigte Freisetzungsgeschwindigkeit covermahlener Formulierungen zu analysieren, sollten diese mit ihren physikalischen Mischungen verglichen werden. Es wurden vier verschiedene physikalische Mischungen hergestellt, die sich durch ihre Herstellungsweise bedingt in ihrer Partikelgröße unterscheiden (vgl. Abschnitt 6.2.3). Tabelle 3.9 gibt einen Überblick über die verwendeten Formulierungen und ihre qualitative Zusammensetzung. Der klassischen physikalischen Mischung aus den beiden Ausgangsstoffen stehen zwei Mischungen gegenüber, bei denen entweder Griseofulvin oder Mannitol vor dem Mischen vermahlen wurden, sowie eine physikalische Mischung, bei der beide Bestandteile separat vermahlen und anschließend miteinander vermischt wurden. Um eine höchstmögliche Mischungsgüte zu erzielen, wurden die physikalischen Mischungen nach dem Prinzip der geometrischen Abstufung hergestellt (vgl. Abschnitt 6.2.3).

Tabelle 3.9: Überblick über die verwendeten Formulierungen.

Name	Arzneistoff (Griseofulvin)	Hilfsstoff (Mannitol)
Covermahlung	covermahlen	
Physikalische Mischung 1	unverarbeitet	unverarbeitet
Physikalische Mischung 2	unverarbeitet	luftstrahlgemahlen
Physikalische Mischung 3	luftstrahlgemahlen	luftstrahlgemahlen
Physikalische Mischung 4	luftstrahlgemahlen	unverarbeitet

Die Verwendung unterschiedlicher physikalischer Mischungen sollte eine genauere Aussage über den Einfluss verschiedener Korngrößen von Arzneistoff und Träger ermöglichen. Abbildung 3.26 zeigt, inwiefern sich diese in ihrem Freisetzungsverhalten unterscheiden (vgl. Abschnitt 6.4.1). Enthielt die physikalische Mischung sowohl Griseofulvin als auch Mannitol in ungemahlener Form, zeigte sich eine um den Faktor 10 langsamere Arzneistoff-Freisetzung als aus der Covermahlung. Auch im Vergleich zur physikalischen Mischung 3 (MDT=3,83 Minuten), bei der Arzneistoff und Träger separat vermahlen und anschließend gemischt wurden, zeigte die covermahlene Formulierung mit einer mittleren Auflösungsgeschwindigkeit von 2,15 Minuten eine schnellere Freisetzungsgeschwindigkeit. Die MDT für die physikalische Mischung 2 betrug 6,88 Minuten. Da die physikalischen Mischungen 1 und 4 im untersuchten Zeitraum nur 40 bzw. 60 % Griseofulvin freisetzten, wurde von einer Berechnung der MDT abgesehen.

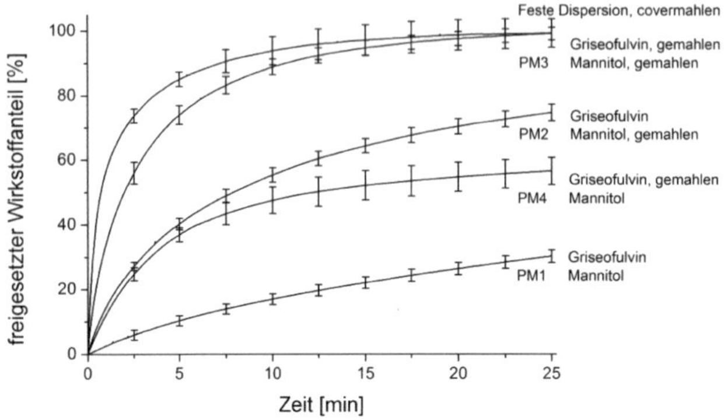

Abbildung 3.26: Freisetzungsverhalten der verwendeten Formulierungen in Wasser (50 U/min, Arzneistoffanteil 10 %; n=6, MW±CI, α =0,05).

3.4.4 Dynamische Differenzleistungskalorimetrie

Bereits eine geringe Oberflächenamorphisierung durch Covermahlung könnte zu einer Beschleunigung der Arzneistoff-Freisetzung führen. In Kapitel 3.3 konnte gezeigt werden, dass die Covermahlung von Griseofulvin und Mannitol allerdings zu keiner wesentlichen Veränderung der Kristallstrukturen führte. Um eine eventuelle Amorphisierung der Partikeloberflächen nachzuweisen oder zu widerlegen, wurden zusätzlich DSC-Untersuchungen durchgeführt (Abbildung 3.27A). Alle Wärmekurven zeigten einzelne endotherme Peaks für die getrennt vorliegenden kristallinen Phasen. Dabei wurden Onsettemperaturen von 167 °C für Mannitol und 216 °C für Griseofulvin gemessen, was den Literaturwerten der Substanzen entsprach [167, 168]. Im Vergleich zu den physikalischen Mischungen war eine leichte Peakverbreiterung ohne Veränderung der Schmelzwärme zu erkennen. Diese deutete auf eine Verkleinerung der Kristallitgröße hin. Vermahlungsprozesse führen bei Verringerung der Korngröße allerdings nicht notwendigerweise zu einer Reduktion der kristallinen Bereiche [169]. Amorphes Griseofulvin zeigt einen Kristallisationspeak nach der Glasübergangstemperatur von etwa 88 °C [129], der zur quantitativen Auswertung amorpher Anteile herangezogen werden kann. Abbildung 3.27B zeigt den Vergleich der 10 %igen covermahlenen festen Dispersion mit unterschiedlichen Mischungen aus amorphen Anteilen in kristallinem Griseofulvin. Bei 110 °C konnte bei allen Mischungen ein exothermes Ereignis des amorphen Anteils nachgewiesen werden. Sogar 0,5 % amorphes Griseofulvin mit einem kristallinem Anteil von 99,5 % konnte über den Kristallisationspeak nach ICH Q2 detektiert und quantifiziert werden (vgl. Abschnitt 3.2.3.4). Im Vergleich dazu zeigte die covermahlene feste Dispersion keinerlei exotherme Reaktion. Der erfolgreiche Nachweis eines 0,5 %igen amorphen Anteils in einer DSC-Messung ermöglichte folgende Schlüsse: Da keine Kristallisationsexotherme bei der covermahlenen Formulierung nachzuweisen war, müsste ein amorpher Anteil in dieser Mischung weniger als 0,5 % ausmachen. Bei einem Arzneistoffgehalt von 10 % können so höchstens 5 % des Griseofulvins in der festen kristallinen Suspension amorph vorliegen. Dieser geringe Anteil könnte zu einer initial beschleunigten Lösungsgeschwindigkeit führen. Die deutlichen Unterschiede im Freisetzungsverhalten der covermahlenen zu ihren physikalischen Mischungen lassen sich damit jedoch nicht erklären. Das Vorhandensein einer Oberflächenamorphisierung kann somit nicht als Ursache für die schnellere Lösungsgeschwindigkeit gelten. Die Möglichkeit der Oberflächenamorphisierung durch Luftstrahlmahlung wurde daher nicht weiter verfolgt.

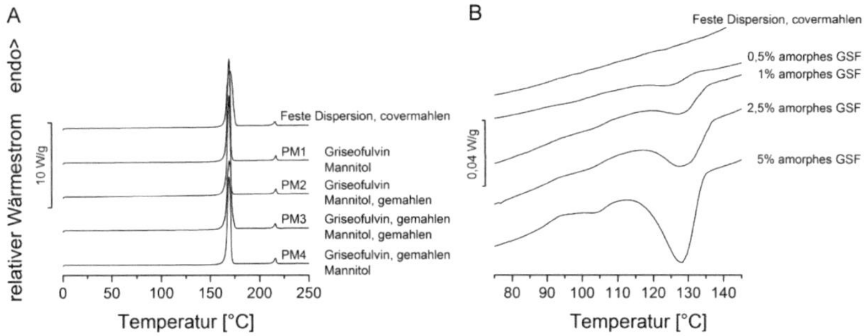

Abbildung 3.27: (A) Aufheizkurven für covermahlene und physikalische Mischungen; Aufheizrate: 10 °C/min. (B) Vergleich der Kristallisationspeaks von amorphem Griseofulvin in unterschiedlichen Mischungsverhältnissen mit der covermahlenen festen Dispersion im Bereich von 80-140 °C; Aufheizrate: 10 °C/min.

3.4.5 Einfluss der Partikelgröße

Da die verbesserte Freisetzungsgeschwindigkeit nicht mit einer Veränderung der Kristallinität zu erklären war, sollten die Partikelgröße und die Benetzbarkeit untersucht werden. Die mit der Partikelgrößenreduktion verbundene Erhöhung der spezifischen Oberfläche führt nach der Gleichung von Nernst und Brunner [10] zu einer proportional erhöhten Auflösungsgeschwindigkeit. Zum Vergleich der Partikelgrößenverteilung wurden die Formulierungen in gesättigter Griseofulvin-Lösung dispergiert und mittels Laserbeugung vermessen (vgl. Abschnitt 6.4.2). Abbildung 3.28 zeigt die Partikelgrößenverteilung für den Griseofulvinanteil der Mischungen. Die Covermahlung von Griseofulvin und Mannitol führte zu kleineren Partikeln als bei alleiniger Zerkleinerung des Arzneistoffs unter denselben Bedingungen.

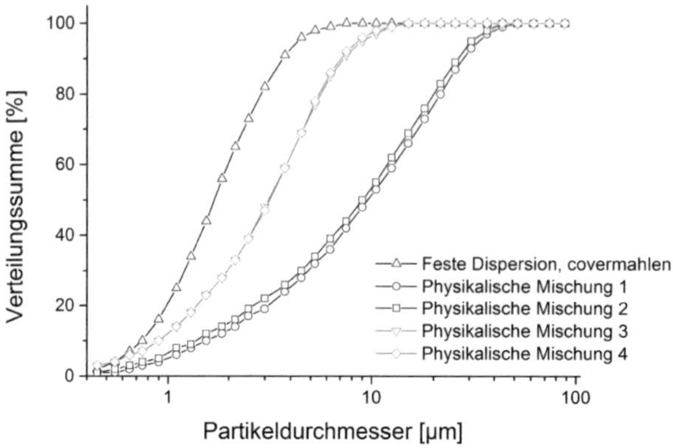

Abbildung 3.28: Partikelgrößenverteilung von Griseofulvin in covermahlener fester Dispersion und 4 physikalischen Mischungen. Messungen wurden mittels Nassdispergierung durchgeführt (n=3). Dargestellt ist jeweils eine exemplarische Korngrößenverteilung pro Probe.

Wäre die Partikelzerkleinerung die Hauptursache für die Erhöhung der Auflösungsgeschwindigkeit, sollte das Kubikwurzelgesetz von Hixson-Crowell auf obige Freisetzungskurven anwendbar sein [170]. Dieses lässt sich durch Integration aus der Nernst-Brunner-Gleichung herleiten und berücksichtigt, dass sich die effektive Oberfläche von Wirkstoffpartikeln während der Auflösung permanent ändert (Gleichung 3.3):

$$m_0{}^{1/3} - m_R{}^{1/3} = K_{HC} \cdot t \qquad 3.3$$

Die Variable m_0 ist die initiale Masse, d.h. die Wirkstoffbeladung zu Beginn der Freisetzung, m_R ist die ungelöste Masse, d.h. Wirkstoffbeladung zum Zeitpunkt t der Freisetzung und K_{HC} ist die Geschwindigkeitskonstante, die sich aufschlüsseln lässt zu Gleichung 3.4:

$$K_{HC} = \frac{D(c_s - c)}{3\delta} 4\pi \left(\frac{3}{4\pi\rho}\right)^{2/3} \qquad 3.4$$

Dabei steht die Variable D für den Diffusionskoeffizienten [m^2/s], c_S beschreibt die Löslichkeit von Griseofulvin [kg/m^3], δ steht für die Dicke der diffusen Schicht [m] und ρ gibt die Partikeldichte an [kg/m^3]. Während die Partikeldichte (Ph. Eur. 2013) von Griseofulvin mittels Helium-Pyknometrie bestimmt wurde (vgl. Abschnitt 6.4.5), wurden für die anderen Variablen literaturbekannte Werte verwendet [10, 135, 171].

Unter Annahme kugelförmiger Partikel wurden Freisetzungskurven für die Formulierungen, deren Partikelgrößen bereits durch Laserbeugungsmessungen bekannt waren, gemäß der Gleichung von Hixson und Crowell berechnet (vgl. Abschnitt 6.4.1). Durch die isometrische Volumenabnahme der Partikel bedingt, sollten die in-vitro gemessene Freisetzungskurve und die berechnete Modellkurve analog verlaufen. Wie Abbildung 3.29 zeigt, deckten sich die Ergebnisse aus gemessener und berechneter Freisetzungskurve für die physikalische Mischung 1, bei der Griseofulvin und Mannitol ungemahlen vorlagen. Die covermahlene Formulierung zeigte eine deutlich schnellere in-vitro Freisetzung als die auf der Basis ihrer Partikelgrößenverteilung berechnete Freisetzungskurve. Daraus ließ sich ableiten, dass die Verbesserung der Auflösungsgeschwindigkeit covermahlener Formulierungen nicht allein Folge der Partikelzerkleinerung sein konnte.

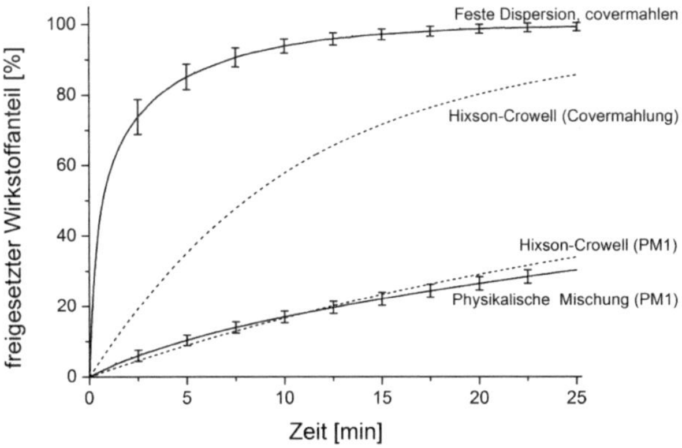

Abbildung 3.29: Vergleich der Freisetzungskurven für die covermahlene Formulierung und physikalische Mischung 1 (n=6, MW±CI, α=0,05) mit den berechneten Freisetzungskurven nach Hixson-Crowell.

Diese Aussage wird gestützt durch die unterschiedlichen Freisetzungsgeschwindigkeiten der physikalischen Mischungen (Abbildung 3.26 bzw. Tabelle 7.6 im Anhang), die ebenfalls nicht nur auf die Arzneistoffpartikelgröße zurückzuführen waren. Die Verwendung von gemahlenen Griseofulvin führte nicht zwangsläufig zu einer schnelleren Arzneistoff-Freigabe. So zeigte ungemahlenes Griseofulvin in Anwesenheit von gemahlenem Mannitol (PM 2) eine schnellere Freisetzungsgeschwindigkeit als gemahlenes Griseofulvin mit ungemahlenem Mannitol (PM 3). Dennoch ist es unwahrscheinlich, dass Mannitol als Lösungsverbesserer für Griseofulvin wirkt. Abbildung 3.30 zeigt das Freisetzungsverhalten von Griseofulvin in Wasser bzw. mannitolhaltiger Lösung (125 mg/900 ml). Die dafür verwendete Menge Mannitol entsprach etwa der

10fachen Menge an Mannitol aus den Freisetzungsversuchen. Im Vergleich führte die Verwendung von Mannitol nicht zu einer Beschleunigung der Freisetzungsgeschwindigkeit von Griseofulvin. Dennoch schien Mannitol in den hergestellten Formulierungen die Benetzung der Arzneistoffpartikel zu erleichtern.

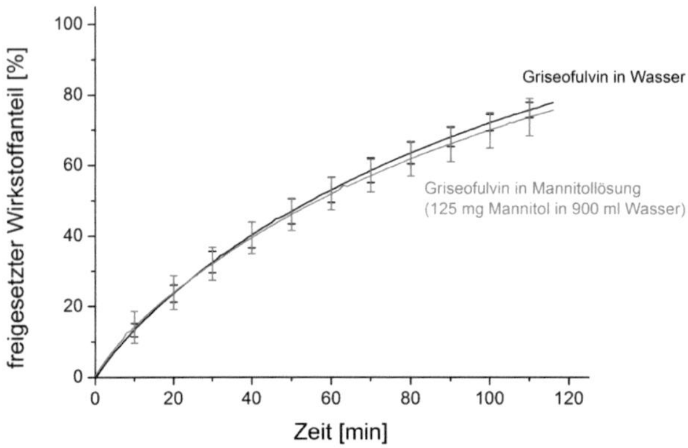

Abbildung 3.30: Freisetzung von Griseofulvin in Wasser bzw. mannitolhaltiger Lösung (125 mg Mannitol gelöst in 900 ml Wasser)(n=3, MW±s).

3.4.6 Benetzbarkeit und Oberflächenenergie

Eine gute Benetzbarkeit kann die Auflösungsgeschwindigkeit einer Substanz beschleunigen. Insbesondere im Fall von lösungsgeschwindigkeits-limitierter Absorption bei BCS-Klasse II Arzneistoffen ist eine verbesserte Benetzbarkeit von entscheidender Bedeutung [172]. Grundsätzlich kann Mikronisierung schlecht löslicher Arzneistoffe zu einer Verschlechterung ihrer Benetzbarkeit führen. In Verbindung mit elektrostatischer Aufladung sowie einer Erhöhung der Kohäsivität kann sich dies negativ auf die Lösungsgeschwindigkeit auswirken. Das Prinzip der Covermahlung hingegen zielt darauf ab, durch die Einbettung in einen hydrophilen Träger eine bessere Benetzung der Arzneistoff-Partikel zu erreichen. Zur Beurteilung der Benetzung werden Kontaktwinkelmessungen herangezogen. Eine direkte Bestimmung der Kontaktwinkel von Pulvern ist aufgrund der Rauigkeit der Oberfläche problematisch [173]. Bei rauen Oberflächen ist die tatsächlich benetzte Oberfläche größer als die Projektion es während der Messung darstellt. Das zu untersuchende Pulver musste daher so verarbeitet werden, dass eine glatte Oberfläche mit einheitlicher Porosität entstand (vgl. Abschnitt 6.4.6). Zusätzlich galt es zu berücksichtigen, dass die Oberflächenenergie der Probe durch die Probenvorbereitung nicht verändert werden durfte, weil dies gemäß der Young'schen Gleichung auch den Kontaktwinkel beeinflussen würde [174]. Um einen relativen Vergleich zu ermöglichen, wurden aus allen Formulierungen biplane Presslinge mit einer Porosität von 12,5±0,2 % hergestellt. Die erforderliche Presskraft wurde über Kalibrierreihen ermittelt (Abbildung 7.2 im Anhang). Die Benetzbarkeit der Presslinge wurde mit destilliertem Wasser und Diiodmethan getestet (Abbildung 3.31A). Presslinge der physikalischen Mischungen wiesen verglichen mit der Covermahlung allgemein höhere Kontaktwinkel auf. Besonders deutlich wurden die Unterschiede bei Messungen mit Diiodmethan.

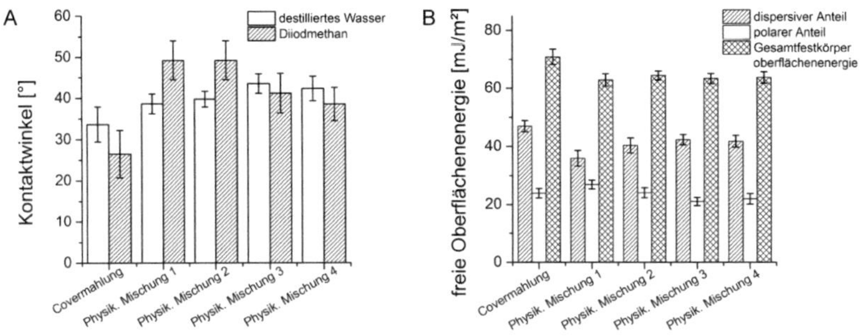

Abbildung 3.31: (A) Kontaktwinkelmessungen mit Wasser und Diiodmethan auf Presslingen mit einer Porosität von 12,5 % (n=10, MW±CI, α =0,05). (B) Auswertung der polaren und dispersiven Anteile der Oberflächenenergie nach Owens & Wendt (n=10, MW±CI, α =0,05).

Das verbesserte Benetzungsprofil der covermahlenen Formulierung kann auf eine höhere Dispersität hindeuten. Mannitol zeigt z.B. aufgrund seiner Kristallflächengeometrie anisotrope Benetzungseigenschaften [175]. Auf den jeweiligen kristallographischen Ebenen treten die funktionellen Gruppen des Mannitols unterschiedlich konzentriert auf [175]. Durch einen Zerkleinerungsvorgang werden neue Kristallflächen gebildet, welche demzufolge unterschiedliche disperse oder polare Oberflächeneigenschaften aufweisen. Brüche entstehen bevorzugt an Flächen mit geringer Oberflächenenergie. Die geringste Oberflächenenergie existiert auf den Kristallfächen mit der größten spezifischen Oberfläche bezogen auf die Gesamtkristallfläche [176]. Auch unterschiedliche interpartikuläre Wechselwirkungen sind durch die Schaffung neuer Kristallflächen möglich. Die Änderung der Oberflächenenergie und damit die Erhöhung dispersiver Wechselwirkungen könnten einen Grund für die Änderung des Kontaktwinkels nach einer Zerkleinerung darstellen. Unterschiede zwischen der Covermahlung und der physikalischen Mischung könnten in der Dispersität der Mischungen begründet sein. Sind möglichst viele hydrophobe Griseofulvin-Kristallflächen durch gut benetzbares Mannitol voneinander getrennt, führt dies zu einer verbesserten Benetzung. Umgekehrt lassen sich Griseofulvin-Agglomerate deutlich schlechter benetzen. Dieser Effekt könnte ein Erklärungsansatz für die Unterschiede zwischen der Covermahlung und der physikalischen Mischung 3 sein.

Die Kontaktwinkelmessungen erlaubten eine indirekte Bestimmung der freien Oberflächenenergie und somit ein Abschätzen der Wechselwirkungen an der Phasengrenze. Die Berechnung der Oberflächenenergie beruht auf der Einbindung der Young'schen Gleichung [177] in den Ansatz von Owens und Wendt [178]. Dieser ermöglichte eine Unterteilung der freien Gesamtoberflächenenergie in unpolare London-Dispersions-Wechselwirkungen und in polare, nicht dispersive Wechselwirkungen (z.B. Wasserstoffbrücken) (vgl. Abschnitt 6.4.7). Abbildung 3.31B zeigt die aus den Kontaktwinkeln berechneten Oberflächenenergien, aufgeteilt in die dispersiven und polaren Anteile sowie ihrer Summe, der Gesamtfestkörperoberflächenenergie. Es zeigte sich, dass die covermahlene Formulierung im Vergleich zu den physikalischen Mischungen eine insgesamt höhere freie Oberflächenergie mit einem signifikant erhöhten dispersiven Anteil aufwies. Dies könnte einen zusätzlichen Grund für das beschleunigte Auflösungsverhalten covermahlener Formulierungen darstellen. Im Gegensatz zu deutlichen Unterschieden zwischen der covermahlenen und den gemischten Formulierungen zeigten sich innerhalb der physikalischen Mischungen nur geringe Unterschiede. Eine Korrelation dieser Ergebnisse mit den entsprechenden Freisetzungsverhalten der physikalischen Mischungen war auf diese Weise nicht möglich.

3.4.7 Konfokale Raman-Spektroskopie

Feindispers verteilte Arzneistoffpartikel in einer Mischung können aufgrund der verringerten Agglomerationstendenz zu einer Verbesserung der Auflösungsgeschwindigkeit führen. Die schnelle Auflösung des Trägermaterials vorausgesetzt, verbleibt der Arzneistoff als fein verteilte Suspension im Freisetzungsmedium und kann sich seinerseits schneller auflösen [179]. Aus diesem Grund sollte die Verteilung des Arzneistoffs in der Mischung näher untersucht werden. Mit der konfokalen Raman-Spektroskopie kann die Zusammensetzung von Stoffgemischen nicht-invasiv mit großer Genauigkeit ermittelt werden [180]. Die Kombination aus Raman-Spektroskopie und konfokaler Mikroskopie generiert dabei eine Matrix von Raman-Spektren an jedem konfokalen Bildpunkt. Aus diesen Informationen lässt sich für jeden Punkt im untersuchten Raster eine Aussage treffen, ob dieser mit Arzneistoff oder Hilfsstoff besetzt ist. Ist der gewählte Bildausschnitt groß genug, ermöglicht dies Aussagen über den Grad der Dispersität innerhalb der Mischung. In dieser Arbeit sollten Unterschiede im Hinblick auf die Verteilung von Griseofulvin innerhalb der verschiedenen Formulierungen untersucht werden (vgl. Abschnitt 6.4.8). Abbildung 3.32A zeigt sechs zufällig gewählte Ausschnitte von 50 µm x 50 µm auf der Presslingsoberfläche, sowie den schematischen Presslingsquerschnitt. Abbildung 3.32C1-5 zeigt die Analyse der Presslingsquerschnitte der verschiedenen Formulierungen. Griseofulvin ist in Gelb und Mannitol in Blau dargestellt.

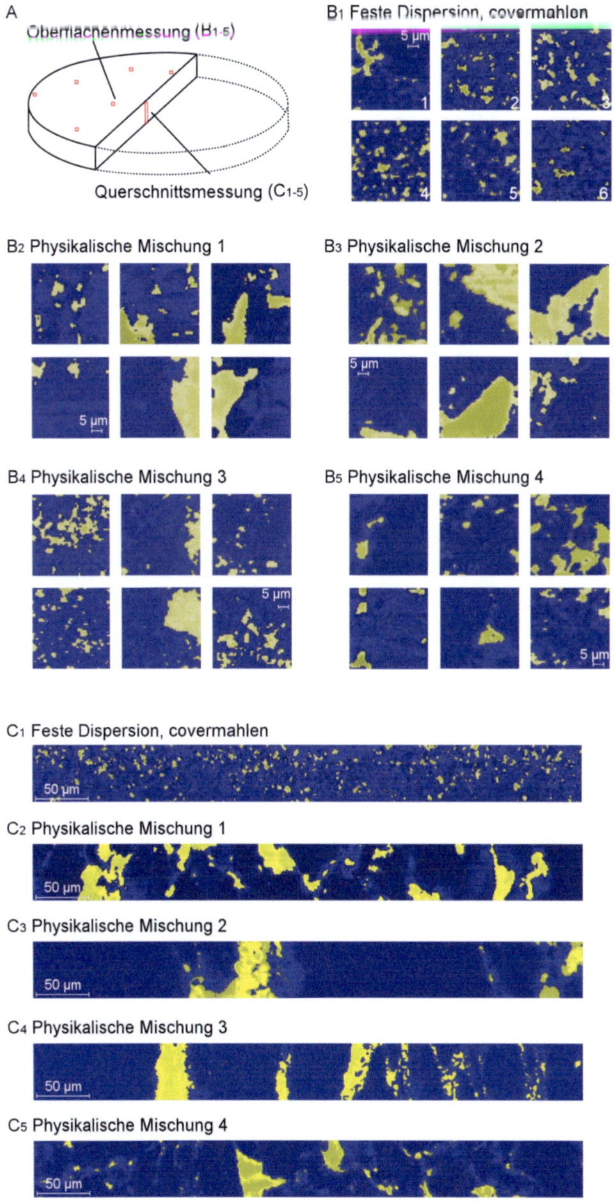

Abbildung 3.32: Unterschiede in der Mischungsgüte zwischen der Covermahlung und den verschiedenen physikalischen Mischungen. (A) Zufällig gewählte Bestimmungspunkte auf der Presslingsoberfläche und dem -querschnitt. (B1-5) Ramanbilder der 6 Messpunkte auf der Presslingsoberfläche mit Griseofulvin (gelb) und Mannitol (blau) (C1-5) Ramanbilder des Presslingsquerschnitts

Abbildung 3.32B1-5 zeigt die Unterschiede zwischen den Formulierungen für Oberflächenmessungen. Da Messungen auf der Presslingsoberfläche und im -querschnitt eine ähnliche Aussagekraft besaßen, wird im Folgenden auf Ergebnisse der Oberflächenmessungen fokussiert. Die optisch homogensten Verteilungen des Arzneistoffs im Trägermaterial ergaben sich für die covermahlene Formulierung und die physikalische Mischung 3, bei der beide Ausgangssubstanzen vermahlen wurden. Formulierungen mit ungemahlenem Griseofulvin (PM 1 und PM 2) zeigten eine deutliche Tendenz zur Bildung von Pulveragglomeraten. Ein ähnlicher Effekt konnte bei der physikalischen Mischung 4 beobachtet werden, die zwar gemahlenen Arzneistoff, aber ungemahlenes Mannitol beinhaltet. In diesem Fall dürften die großen Mannitolpartikel die Dispersität der Pulvermischung verschlechtert haben. Vergleicht man die Korngrößen der Formulierungen mit den jeweiligen Farbbereichen innerhalb der konfokalen Raman Spektren, lassen sich die gleichen Trends wiederfinden. Die durch Laserbeugung gemessenen Partikelgrößen (Abbildung 3.28) lassen sich mit der Größe der Arzneistoffbereiche in den Raman-Spektren korrelieren. Dennoch muss berücksichtigt werden, dass die Differenzierung der Arzneistoff- bzw. Hilfsstoffcluster in ihre Primärpartikel aufgrund der lateralen Auflösung von 1 µm nicht möglich ist. Ebenso werden durch das konfokale Spektroskopieren Oberflächenprofile mit einer bestimmten axialen Auflösung abgebildet. Die innerhalb dieser Fokusebene gemessenen Partikel zeigen abhängig von der optischen Schnittebene nicht den realen Partikeldurchmesser. Das ermöglicht den relativen Vergleich der unterschiedlichen Formulierungen, nicht jedoch einen direkten Vergleich von Partikelkenngrößen durch bildanalytische Auswertung.

Die Ergebnisse der konfokalen Raman-Spektroskopie bestätigten die höhere Dispersität covermahlener Formulierungen gegenüber einfacher Partikelzerkleinerung (Abbildung 3.28). Klassische Partikelzerkleinerung kann zu einer Erhöhung der Kohäsivität zwischen den Primärpartikeln und damit zu einer erhöhten Agglomerationstendenz der Mahlprodukte führen [181]. Auch ein nach dem Prinzip der geometrischen Abstufung optimiertes Mischverfahren (vgl. Abschnitt 6.2.3) im Anschluss an den Mahlprozess kann die kohäsiven Kräfte nicht überwinden. Durch Covermahlung hingegen lässt sich dieser Effekt auf einen vernachlässigbar kleinen Einfluss reduzieren. Das Resultat ist eine erhöhte Dispersität der Mischung und damit eine homogenere Verteilung des Arzneistoffs im Trägermaterial. Diese wiederum führt zu einer schnelleren Auflösungsgeschwindigkeit. Die Ergebnisse der konfokalen Raman-Spektroskopie ließen sich mit den unterschiedlichen Freisetzungsgeschwindigkeiten untersuchter Formulierungen korrelieren (vgl. Abbildung 3.26).

3.4.8 Zusammenfassung

Covermahlene Formulierungen aus 10 % Griseofulvin und 90 % Mannitol wurden in der Luftstrahlmühle hergestellt. Festkörperuntersuchungen und Freisetzungsversuche covermahlener und physikalischer Mischungen wurden miteinander verglichen, um Gründe für die verbesserte Auflösungsgeschwindigkeit von festen kristallinen Suspensionen zu finden. Es konnte gezeigt werden, dass die schnellere Freisetzung einer covermahlenen Formulierung nicht auf Änderungen der Kristallstruktur zurückzuführen war, sondern in der geringen Partikelgröße begründet lag. Zusätzlich konnten auch die Erhöhung der freien Oberflächenenergie sowie eine homogenere Verteilung von Griseofulvin-Partikeln im Trägermaterial innerhalb der covermahlenen festen Dispersion beobachtet werden, welche ebenfalls zu einer Beschleunigung der Auflösungsgeschwindigkeit beitrugen. Die kontinuierliche Covermahlung mittels Luftstrahlmühle war dazu geeignet, feste kristalline Suspensionen aus Griseofulvin und Mannitol herzustellen. Damit konnte in einer industriell nutzbaren Größenordnung prozesstechnisch das Auflösungsverhalten des schlecht wasserlöslichen Arzneistoffs verbessert werden.

3.5 Feste kristalline Suspensionen II

3.5.1 Einleitung

Um herauszufinden, ob die Ergebnisse aus dem vorherigen Kapitel auf andere Arzneistoffe übertragbar sind, wurden Untersuchungen mit weiteren Arzneistoffen durchgeführt. Phenytoin, Carbamazepin und Spironolacton wurden als zusätzliche Modellarzneistoffe ausgewählt, da sie wie Griseofulvin zur Klasse II des Biopharmazeutischen Klassifizierungssystems (BCS) gehören. Sie zeigen ebenfalls eine schlechte Löslichkeit in Wasser und ihre Auflösungsgeschwindigkeit stellt den geschwindigkeitsbestimmenden Schritt der Absorption dar.

3.5.2 Phenytoin

Das Antiepilektikum Phenytoin ist besitzt eine geringe Wasserlöslichkeit von 32 mg/L (22 °C) [182] bei einer erforderlichen therapeutischen Einzeldosis von 100-300 mg lässt ähnlich wie bei Griseofulvin auf eine ausgeprägte Löslichkeitsproblematik schließen. Das Dosis-Löslichkeitsvolumen berechnet sich zu 3,1–9,4 L. Galenische Modifikationen zur Verbesserung der Lösungsgeschwindigkeit und damit der Bioverfügbarkeit konnten für Phenytoin durch feste Dispersionen mit Polyethylenglycol und Polyvinylpyrrolidon [183] sowie Harnstoff [184] erreicht werden. Auch durch Covermahlung mit oberflächenaktiven Substanzen wie Natriumlaurylsulfat [54] oder mikrokristalliner Cellulose [75] konnte dieses Ziel erreicht werden. Um den Einfluss der Covermahlung mit Mannitol zu bestimmen, wurde das entsprechende Freisetzungsprofil mit dem seiner physikalischen Mischung verglichen (Abbildung 3.33). Die verwendete physikalische Mischung bestand aus jeweils gemahlenem Mannitol und Phenytoin, welche anschließend nach dem Prinzip der geometrischen Abstufungen gemischt wurden (vgl. Abschnitt 6.2.3). Die Betrachtung beider Freisetzungskurven verdeutlichte den Einfluss der Covermahlung auf die Freisetzungsgeschwindigkeit von Phenytoin. Für covermahlenes Phenytoin betrug die mittlere Auflösungsgeschwindigkeit 3,65 Minuten. Die physikalische Mischung aus Phenytoin und Mannitol setzte den Arzneistoff innerhalb des untersuchten Zeitraums von einer Stunde nur bis zu 60 % frei. Zur Berechnung des Freisetzungsgeschwindigkeitsquotienten (FGQ) (vgl. Abschnitt 6.4.1) wurde daher näherungsweise mit der mittleren Auflösungsgeschwindigkeit bis zu einem Wert von 60 % Freisetzung ($MDT_{60\ \%}$) gerechnet. Es ergab sich eine Zeit von 10,88 Minuten. Der aus beiden Formulierungen resultierende Freisetzungsgeschwindigkeitsquotient betrug 0,335. Im Vergleich mit Griseofulvin (FGQ=0,561) (vgl. Abschnitt 3.3.5) war der Unterschied zwischen den beiden Formulierungen mit Phenytoin stärker ausgeprägt.

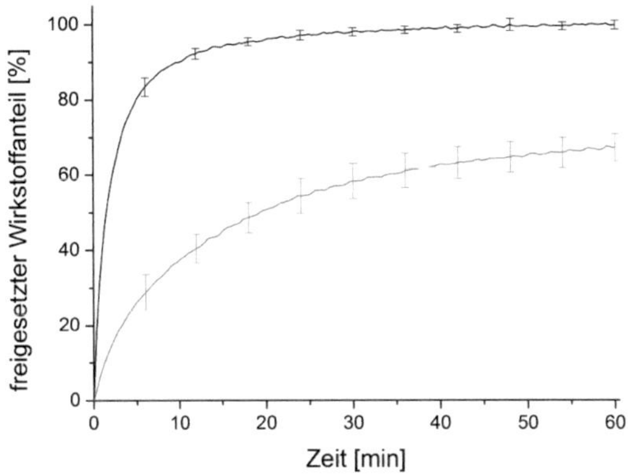

Abbildung 3.33: Freisetzung der covermahlenen festen Dispersion (schwarz) im Vergleich zur physikalischen Mischung (grau) mit getrennt voneinander gemahlenem Phenytoin und Mannitol in Wasser (50 U/min, Arzneistoffanteil 10 %; n=6, MW±CI, α=0,05).

Unterschiede in der Lösungsgeschwindigkeit zwischen covermahlener Mischung und physikalischer Mischung ließen sich nicht auf die Partikelzerkleinerung reduzieren. Sowohl die covermahlene feste Dispersion als auch die physikalische Mischung besaßen eine annähernd gleiche Feinheit und Korngrößenverteilung (Abbildung 3.34).

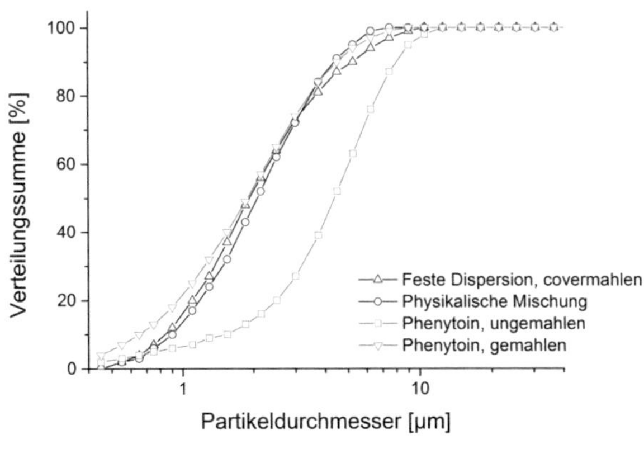

Abbildung 3.34: Partikelgrößenverteilung von Phenytoin in covermahlener fester Dispersion und physikalischer Mischung. Messungen wurden mittels Nassdispergierung durchgeführt (n=3). Dargestellt ist jeweils eine exemplarische Korngrößenverteilung pro Probe.

Bei Covermahlung mit mikrokristalliner Cellulose in einer Schwingmühle beruhte die Verbesserung der Lösungsgeschwindigkeit auf einer Amorphisierung des Arzneistoffes [75]. In der vorliegenden Arbeit konnte eine Amorphisierung als Ursache für die erhöhte Lösungsgeschwindigkeit durch Röntgenbeugungsmessungen ausgeschlossen werden. Abbildung 3.35 zeigt die Beugungsmuster der untersuchten Formulierungen (vgl. Abschnitt 6.4.4). Phenytoin zeigte vor und nach der Luftstrahlmahlung ähnliche Peakintensitäten, was auf die ähnliche Partikelgröße zurückzuführen war. Phenytoin wurde in bereits mikronisierter Form vom Hersteller zur Verfügung gestellt. Scharfe Beugungsreflexe bestätigten die Kristallinität der covermahlenen Formulierung und die qualitative Übereinstimmung mit der physikalischen Mischung. Auch eine polymorphe Umwandlung konnte ausgeschlossen werden.

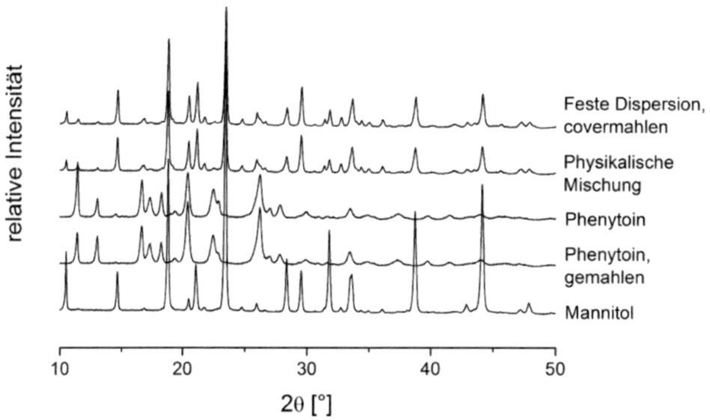

Abbildung 3.35: Röntgenbeugungsmuster der covermahlenen festen Dispersion und physikalischen Mischung sowie von Arznei- und Hilfsstoff.

Differenzkalorimetrische Untersuchungen über einen Temperaturbereich von 0-320 °C bestätigten dieses Ergebnis (Abbildung 3.36). Phenytoin zeigte einen einzelnen Schmelzpeak bei 296 °C. Die Aufheizkurven beider Formulierungen wurden nicht bis zum Schmelzen des Arzneistoffs aufgenommen, da der Schmelzbereich von Phenytoin (295-298 °C) sehr nah am Siedepunkt von Mannitol (290-295 °C) liegt [185]. Zur Abgrenzung zwischen amorphem und kristallinem Arzneistoff wurde versucht, amorphes Phenytoin herzustellen, jedoch war dieses auch beim zweiten Aufheizen nicht detektierbar.

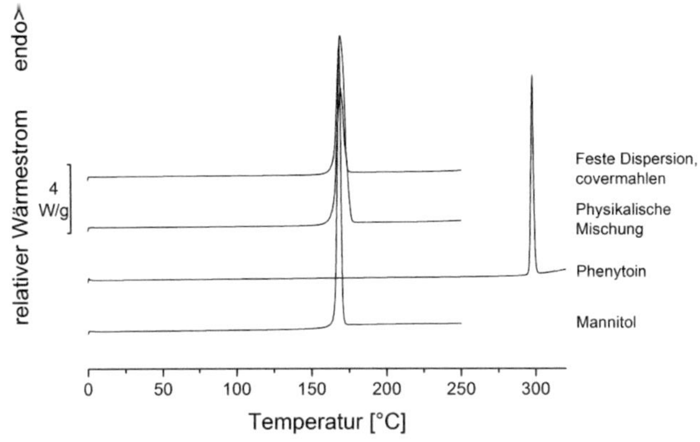

Abbildung 3.36: Aufheizkurven für covermahlene und physikalische Mischungen von Phenytoin bei einer Aufheizrate: 10 °C/min.

3.5.3 Carbamazepin

Das schwer wasserlösliche Antiepileptikum Carbamazepin (CBZ) zeigt bei lipophilen Eigenschaften (log P=2,45 [126]) und einer vergleichsweise geringen Molekülgröße (M_R=236,26 g/mol) eine gute Permeabilität für die Membranen des Gastrointestinaltrakts. Die pH-unabhängige Löslichkeit von Carbamazepin beträgt 379 mg/L in Wasser (25 °C) für die Modifikation III sowie 125 mg/L (25 °C) für das Dihydrat [186], in das sich die Modifikation III im Wässrigen schnell umwandelt [187]. Aufgrund der schnellen Transformation in das Dihydrat wird im Arzneibuchkommentar für die Löslichkeit von Carbamazepin auch die (geringere) Löslichkeit des Dihydrats angegeben. Bezogen auf die therapeutische Dosis (200–400 mg) liegt das DLV bei 527–1055 ml, was dazu führt, dass nur ein Teil der Dosis im Magen aufgelöst wird. Damit gehört Carbamazepin nach dem BCS zu den Arzneistoffen der Klasse II, deren Bioverfügbarkeit nahezu vollständig von der Lösungsgeschwindigkeit abhängt. Meyer et al. [188] konnten einen linearen Zusammenhang zwischen der freigesetzten Menge an Carbamazepin in-vitro und den Bioverfügbarkeitsparametern in-vivo zeigen. Die galenische Verarbeitung hat auch hier entscheidenden Einfluss auf die Bioverfügbarkeit des Arzneistoffs.

Die Freisetzung einer durch Covermahlung hergestellten 10 %igen festen Dispersion ist im Vergleich zur physikalischen Mischung in Abbildung 3.37 dargestellt. Bei der physikalischen Mischung handelt es sich erneut um diejenige physikalische Mischung, bei der Arzneistoff und Träger separat voneinander gemahlen und nach dem Prinzip der geometrischen Abstufung gemischt wurden.

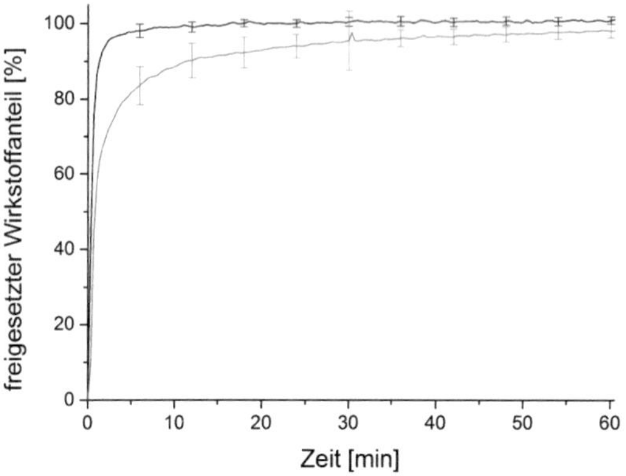

Abbildung 3.37: Freisetzung der covermahlenen festen Dispersion (schwarz) im Vergleich zur physikalischen Mischung (grau) mit getrennt voneinander gemahlenem Carbamazepin und Mannitol in Wasser (50 U/min, Arzneistoffanteil 10 %; n=6, MW±CI, α=0,05).

Analog zu vorherigen Untersuchungen mit Griseofulvin bzw. Phenytoin und Mannitol zeigt die covermahlene Mischung eine signifikant schnellere Freisetzung als die entsprechende physikalische Mischung (PM3, beides gemahlen). Für carbamazepinhaltige Formulierungen ergaben sich mittlere Auflösungsgeschwindigkeiten von 1,37 Minuten (Covermahlung) und 3,62 Minuten (physikalische Mischung) was zu einem Freisetzungsgeschwindigkeitsquotienten (FGQ) von 0,378 führte.

Bereits 1985 wurde die Erhöhung der Freisetzungsgeschwindigkeit von Carbamazepin durch Herstellung fester Dispersionen nach der Schmelzmethode mit verschiedenen hydrophilen Trägern wie z.B. Mannitol gezeigt. Den Gründen für die erzielte Verbesserung wurde dabei allerdings nicht nachgegangen [189]. Nair et al. stellten feste Dispersionen mit Carbamazepin und Polyethylenglykol mittels Lösungsmethode her. Sie vermuteten sehr kleine Carbamazepinkristalle verteilt in der Polymermatrix als Ursache für die Beschleunigung der Freisetzungsgeschwindigkeit [190]. Ähnlich wie bei Griseofulvin lassen sich die Unterschiede in der Freisetzungsgeschwindigkeit im vorliegenden Fall allerdings nicht mit der Partikelgröße erklären. Abbildung 3.38 zeigt die kumulative Partikelgrößenverteilung. Es ist ersichtlich, dass die marginalen Größenunterschiede zwischen covermahlener und physikalischer Mischung nicht die Ursache für die unterschiedliche Freisetzungsgeschwindigkeit darstellen konnten.

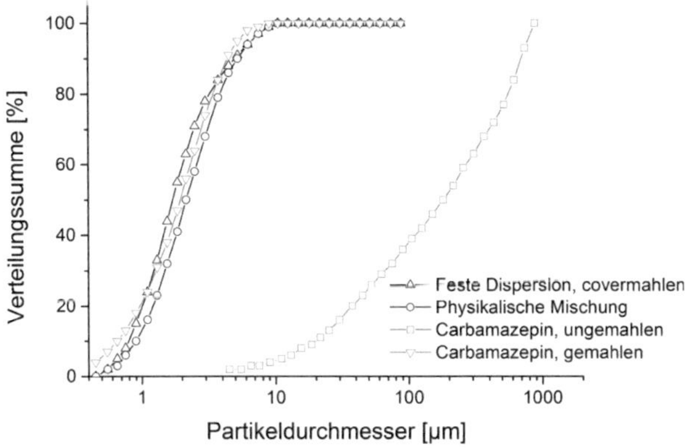

Abbildung 3.38: Partikelgrößenverteilung von Carbamazepin in covermahlener fester Dispersion und physikalischer Mischung. Messungen wurden mittels Nassdispergierung durchgeführt (n=3). Dargestellt ist jeweils eine exemplarische Korngrößenverteilung pro Probe.

Da Carbamazepin nicht in mikronisierter Form angeboten wird, benötigt der Arzneistoff eine längere Zeit in der Luftstrahlmühle bis er über den Sichter ausgeschieden wird. Der mit der längeren Aufenthaltsdauer verbundene höhere Energieeintrag könnte eine Reduzierung der Kristallinität oder eine polymorphe Phasenumwandlung begünstigen. Carbamazepin existiert in vier wasserfreien Modifikationen, einem Dihydrat sowie zwei Solvaten [191]. Die wasserfreien Modifikationen (*anhydrous polymorphs*) lassen sich über Untersuchungen ihrer Elementarzellen und ihres Kristallsystems in eine trikline ($P\bar{1}$) [192], trigonale ($R\bar{3}$) [193], P-monokline ($P2_1/c$) [194] sowie eine C-zentriert-monokline Form($C2/c$) [195] einteilen. Darüber hinaus finden sich weitere Nomenklaturen unter Verwendung griechischer Buchstaben (z.B. α, β, γ) [193] oder römischer Ziffern (I, II, III, IV). Hinsichtlich der römischen Nomenklatur kommt es in der Literatur häufig zu unterschiedlichen Benennungen beruhend auf dem falschen Überblick, den Behme und Brooke [196] für die Carbamazepin-Modifikationen I und III geben. Sie beschreiben die von Lowes [193] kristallographisch charakterisierte trigonale Form irrtümlich als Modifikation I. Darüber hinaus verwirren chronologische Benennungen der nacheinander publizierten Modifikationen [197, 198]. Die Bezeichnung der verschiedenen Modifikationen anhand der absteigenden Reihenfolge ihrer Schmelzpunkte [199-201] scheint die gebräuchlichste und wird im Folgenden verwendet. Demnach handelt es sich bei Carbamazepin III um die bei Raumtemperatur stabile monokline Modifikation, die gleichzeitig die handelsübliche Form darstellt. Abbildung 3.39 zeigt das Ergebnis der differenzkalorimetrischen Messung der beschriebenen Formulierungen sowie der Ausgangsstoffe. Reines Carbamazepin (Modifikation III) wurde bei Aufheizen zu Modifikation I umgewandelt. Modifikation III begann bei etwa 176 °C zu schmelzen, ab ca. 180 °C erfolgte die exotherme Rekristallisation von Modifikation I, die ihrerseits bei ungefähr 190 °C schmolz. Dieselbe Beobachtung konnte für luftstrahlgemahlenes Carbamazepin gemacht werden. Nach dreistündiger Covermahlung mit mikrokristalliner Cellulose in einer Kugelmühle wurde eine Reduktion der Kristallinität von Carbamazepin erreicht [62]. Der Zusammenhang zwischen erhöhter Lösungsgeschwindigkeit und reduzierter Kristallinität wurde gezeigt. In der vorliegenden Arbeit weisen sowohl die durch Covermahlung hergestellte feste Dispersion als auch die physikalische Mischung lediglich einen Schmelzpeak bei etwa 165 °C auf, der dem Mannitol zugeordnet werden kann. Das Fehlen charakteristischer Schmelzpeaks für Carbamazepin deutete darauf hin, dass der Arzneistoff im geschmolzenen Mannitol gelöst wurde. Da amorphes Carbamazepin einen Glasübergang im Bereich um 60 °C [202] zeigen würde, ließ sich eine Reduzierung der Kristallinität durch Covermahlung in der Luftstrahlmühle ausschließen.

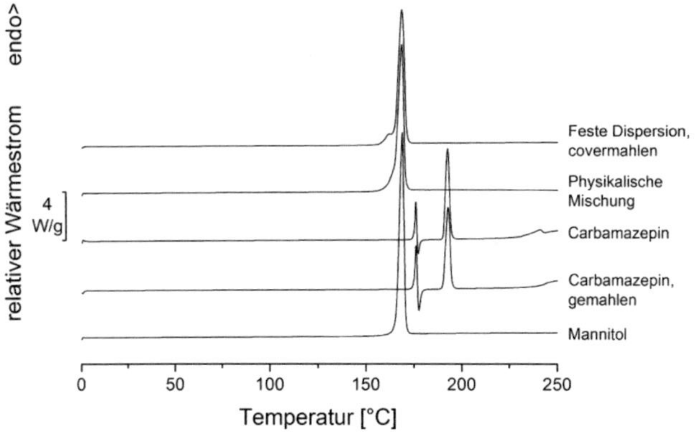

Abbildung 3.39: DSC-Thermogramme von Carbamazepin (luftstrahlgemahlen und ungemahlen), Mannitol, der 10 %igen physikalischen Mischung und der entsprechenden covermahlenen Formulierung; Aufheizrate 10 °C/min.

Da auch polymorphe Modifikationsänderungen Auswirkungen auf die Geschwindigkeit der Auflösung haben können, wurde das Auftreten dieser Veränderungen mittels Röntgendiffraktometrie überprüft. Die Erhöhung der Freisetzungsgeschwindigkeit von Carbamazepin III mittels Schmelzextrusion in der Arbeit von Nollenberger beruhte so neben der Zerkleinerung der Partikelgröße hauptsächlich auf einer Umwandlung des Arzneistoffs in die Modifikation I [203]. Carbamazepin I kristallisiert in Nadeln, welche im Vergleich zu Carbamazepin III eine höhere Oberfläche besitzen und somit die Auflösung begünstigen. In Abbildung

3.40 sind die charakteristischen Röntgendiffraktogramme der carbamazepinhaltigen Formulierungen sowie die Beugungsmuster der Ausgangssubstanzen zu sehen.

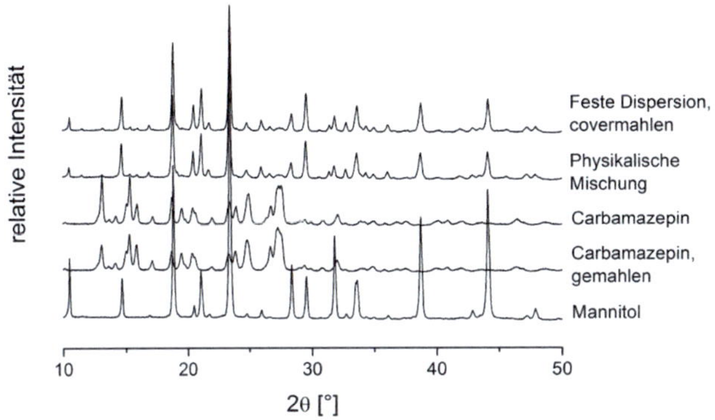

Abbildung 3.40: Röntgenbeugungsmuster der covermahlenen festen Dispersion und physikalischen Mischung sowie von Arznei- und Hilfsstoff.

Die covermahlene feste Dispersion und die physikalische Mischung ließen sich komplett zur Deckung bringen. Gleiches galt für gemahlenes und ungemahlenes Carbamazepin. Jeder Peak im Beugungsmuster des gemahlenen Arzneistoffs entsprach einem Peak der ungemahlenen Substanz. Scheinbar unterschiedliche Beugungsreflexe beim Vergleich der Mischungen mit den beiden Reinsubstanzen lagen in der sehr geringen Intensität von 10 % Carbamazepin in 90 % Mannitol. Abbildung 3.41 zeigt einen vergrößerten Teilauschnitt des Vergleichs von reinem Carbamazepin III und der covermahlenen Formulierung. Zusätzlich sind charakteristische Peakpositionen für die drei weiteren in der Literatur beschriebenen, wasserfreien Modifikationen eingezeichnet. Modifikation I weist charakteristische Peaks bei 12,4 und 20,05 2θ auf [203]. Die Peaks der Modifikation II liegen bei 14,0 und 17,8 2θ [199] und die Modifikation IV zeigt charakteristische Peaks bei 14,11 und 23,22 2θ [201].

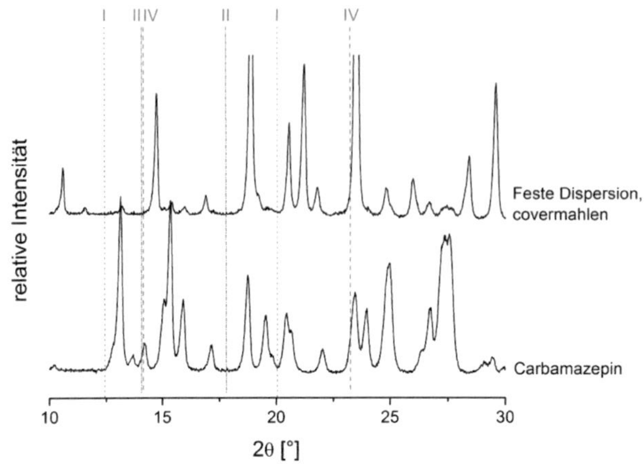

Abbildung 3.41: Beugungsmuster für covermahlenes Carbamazepin und ungemahlenes Carbamazepin (Modifikation III) im Bereich von 10-30 2θ. Zum Vergleich werden charakteristische Peaks der Carbamazepin-Modifikationen I, II und IV gezeigt.

Da keine zusätzlichen Peaks in den Beugungsmustern der covermahlenen festen Dispersion zu sehen waren, konnten polymorphe Modifikationsänderung sowie die Bildung eines Cokristalls durch Luftstrahlmahlung ausgeschlossen werden. Ähnlich wie bei den covermahlenen festen Dispersionen von Griseofulvin mit Mannitol könnte auch in diesem Fall die Verbesserung der Lösungsgeschwindigkeit auf einer besseren Dispersität der Arzneistoffpartikel im Trägermaterial beruhen. Um dies nachzuweisen, wären weitere Untersuchungen mittels konfokaler Raman-Spektroskopie notwendig.

3.5.4 Spironolacton

Der Aldosteron-Antagonist Spironolacton wurde ebenfalls aufgrund seiner geringen Wasserlöslichkeit von 28 mg/L (25 °C) [204] als Modellarzneistoff ausgewählt. Über die therapeutische Einzeldosis (50-100 mg) ergibt sich ein DLV von 1,79-3,57 L. Auch hier stellt die Lösungsgeschwindigkeit den limitierenden Schritt der Resorption dar. Eine Verbesserung der Lösungsgeschwindigkeit konnte für Spironolacton über eine Vergrößerung der spezifischen Oberfläche durch Zerkleinerungsverfahren erreicht werden [205, 206]. Auch die Bildung von Einschlusskomplexen mit Cyclodextrinen [207] und die Herstellung fester Dispersionen [208, 209] wurden bereits als Maßnahmen zur Verbesserung der Lösungsgeschwindigkeit beschrieben. Im vorliegenden Fall sollte die Bildung einer festen kristallinen Suspension durch Covermahlung mit Mannitol zu einer erhöhten Auflösungsgeschwindigkeit führen.

In Abbildung 3.42 wird die Freisetzung einer 10 %igen festen Dispersion im Vergleich zur physikalischen Mischung der separat vermahlenen Bestandteile dargestellt. Covermahlenes Spironolacton führte zu einer beschleunigten Wirkstofffreisetzung im Vergleich zur physikalischen Mischung. Die mittlere Auflösungsgeschwindigkeit für die Covermahlung betrug 2,68 Minuten, die MDT der physikalischen Mischung 5,67 Minuten. Aus dem Quotienten beider MDTs ergab sich ein FGQ von 0,473.

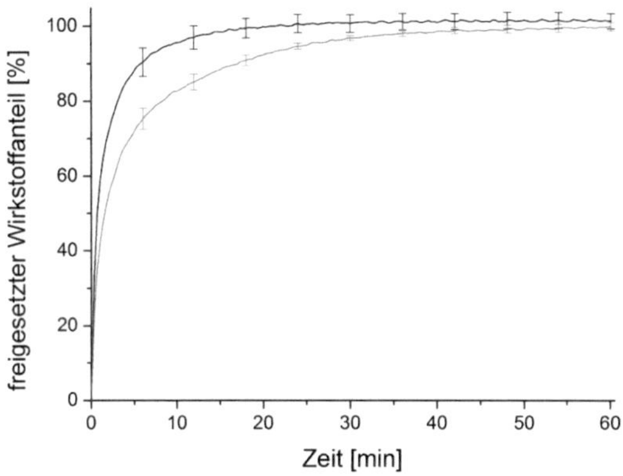

Abbildung 3.42: Freisetzung der covermahlenen festen Dispersion (schwarz) im Vergleich zur physikalischen Mischung (grau) mit getrennt voneinander gemahlenem Spironolacton und Mannitol in Wasser (50 U/min, Arzneistoffanteil 10 %; n=6, MW±CI, α=0,05).

Dabei beruhte die schnellere Lösungsgeschwindigkeit nicht auf Veränderungen der Kristallstruktur von Spironolacton und Mannitol. DSC-Messungen bestätigten die vollständig erhaltene Kristallinität beider Komponenten nach Covermahlung (Abbildung 3.43). Die Aufheizkurven für die beiden Formulierungen zeigten nur einen flachen Schmelzpeak für Spironolacton. Dies könnte auf eine höhere Löslichkeit von Spironolacton in geschmolzenem Mannitol hindeuten als es für Griseofulvin und Phenytoin der Fall war.

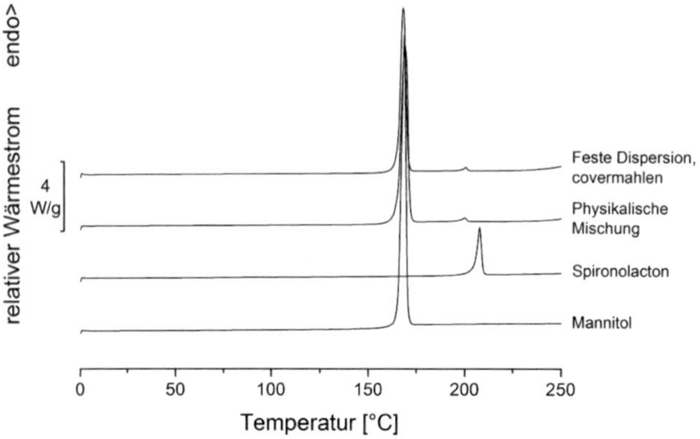

Abbildung 3.43: DSC-Thermogramme von Spironolacton, Mannitol, der 10 %igen physikalischen Mischung und der entsprechenden covermahlenen Formulierung; Aufheizrate 10 °C/min.

Die Bildung eines Cokristalls oder eine polymorphe Umwandlung als Ursache für die beschleunigte Freisetzung konnten über die Röntgen-Beugungsmuster ausgeschlossen werden (Abbildung 3.44). Alle Beugungsreflexe in den Formulierungen ließen sich durch entsprechende charakteristische Peaks der Ausgangsstoffe erklären.

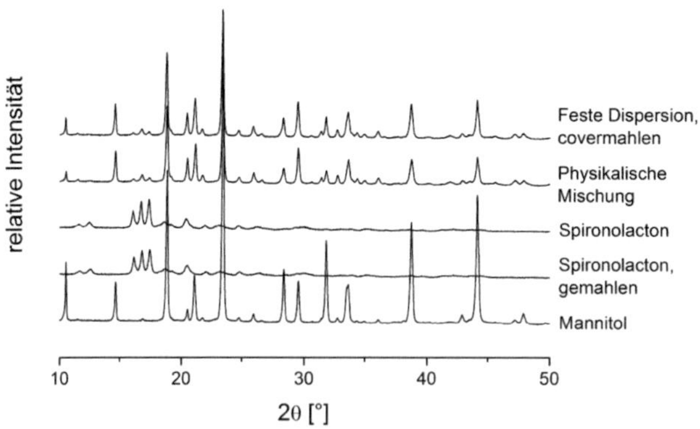

Abbildung 3.44: Röntgenbeugungsmuster der covermahlenen festen Dispersion und physikalischen Mischung sowie von Arznei- und Hilfsstoff.

Partikelgrößenuntersuchungen mittels Laserbeugung offenbarten Unterschiede in den Korngrößen der verschiedenen Formulierungen (Abbildung 3.45). Wie auch bei festen kristallinen Suspensionen von Griseofulvin und Mannitol ergab die Covermahlung die kleinsten Partikel (Abschnitt 3.4.5). Unabhängig vom Sichtungsprozess in Luftstrahlmühlen können Partikel in Zerkleinerungsmaschinen grundsätzlich ab einer bestimmten Korngröße, der Grenzkorngröße, nicht mehr weiter zerkleinert werden. Gründe dafür sind das plastische Stoffverhalten, welches sich mit abnehmender Korngröße verändert (bruchfreie Verformung), eine nicht zur weiteren Zerkleinerung ausreichende Beanspruchungsintensität in der Mühle sowie die Agglomeration entstandener Bruchstücke [210]. Eine mögliche Ursache für die stärkere Zerkleinerung durch Covermahlung im Fall von Spironolacton bzw. Griseofulvin könnte dementsprechend das Zusammenspiel dieser Effekte sein. Im Falle von Griseofulvin und Spironolacton könnte der Zusatz von Mannitol zu höheren Beanspruchungsintensitäten während der Mahlung und damit zu einer stärkeren Zerkleinerung führen. Bei Carbamazepin und Phenytoin hingegen hätte dieses Zusammenspiel keinen so großen Einfluss und es kommt nicht zu einer stärkeren Zerkleinerung. Unabhängig von den Gründen der stärkeren Zerkleinerung kann diese nicht als Hauptursache für das beschleunigte Freisetzungsverhalten covermahlener fester kristalliner Suspensionen gelten.

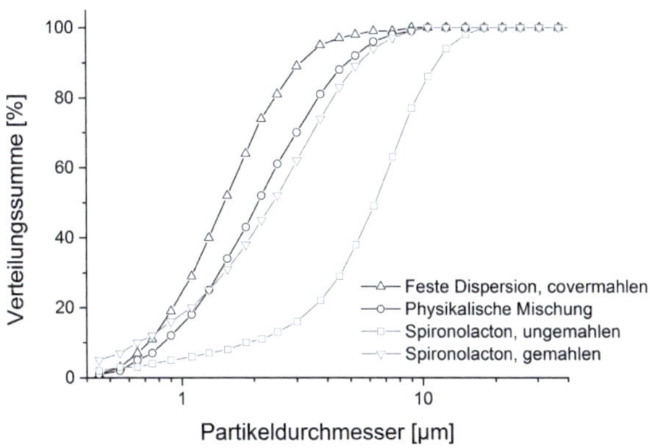

Abbildung 3.45: Partikelgrößenverteilung von Spironolacton in covermahlener fester Dispersion und physikalischer Mischung. Messungen wurden mittels Nassdispergierung durchgeführt (n=3). Dargestellt ist jeweils eine exemplarische Korngrößenverteilung pro Probe.

3.5.5 Zusammenfassung

Phenytoin, Carbamazepin und Spironolacton wurden als alternative Modellarzneistoffe für die Herstellung fester kristalliner Suspensionen durch Covermahlung in der Luftstrahlmühle eingesetzt. Ausgehend von den für Griseofulvin gemachten Beobachtungen können Teile der Ergebnisse als übertragbar auf diese Arzneistoffe angesehen werden. Feste kristalline Suspensionen aus 10 % Wirkstoff und 90 % Mannitol führten zu einer deutlich beschleunigten Freisetzung. Die Freisetzungsgeschwindigkeitsquotienten (FGQ) lagen bei 0,335 (Phenytoin), 0,378 (Carbamazepin) und 0,473 (Spironolacton). Sie lagen damit in einem ähnlichen Bereich wie der FGQ von 0,561 für covermahlenes Griseofulvin und der physikalischen Mischung 3 (vgl. auch Tabelle 7.6 im Anhang). Die Beschleunigung der Arzneistofffreisetzung konnte nicht auf Veränderungen in der Kristallinität zurückgeführt werden. Durch die schnellere Auflösungsgeschwindigkeit können covermahlene Formulierungen im Vergleich zu einzeln gemahlenen physikalischen Mischungen als überlegen angesehen werden.

4 Zusammenfassung der Arbeit

Die erfolgreiche Formulierung schwer wasserlöslicher Arzneistoffe zu peroralen Darreichungsformen stellt eine wichtige Aufgabenstellung für den pharmazeutischen Technologen dar. Die Herstellung fester Dispersionen, bei denen der Arzneistoff in einem hydrophilen Träger homogen verteilt ist, gehört dabei zu einem vielversprechenden Ansatz. Neben den klassischen Schmelz- und Lösungsmethoden lassen sich feste Dispersionen auch durch Covermahlung herstellen. Die geringe Ansatzgröße und die notwendigen, langen Prozesszeiten sind Nachteile in typischen Covermahlungsprozessen. Hier bietet die Luftstrahlmahlung gegenüber anderen Mahlverfahren den Vorteil, dass sie einen kontinuierlichen Prozess ermöglicht.

Die effiziente Entwicklung luftstrahlgemahlener fester Dispersionen erforderte die Kenntnis derjenigen Einflussgrößen, die kritische Qualitätsattribute der Formulierungen bestimmen. Mithilfe der statistischen Versuchsplanung wurden Zusammenhänge zwischen den Prozessparametern Mahldruck und Pulverdosierrate auf die erzielbare Partikelfeinheit und resultierende Auflösungsgeschwindigkeit untersucht.

Die physikochemische Charakterisierung war zu einer möglichst ausführlichen Aufklärung der Festkörpereigenschaften hergestellter fester Dispersionen unerlässlich. Verfahren wie Röntgendiffraktometrie, dynamische Differenzleistungskalorimetrie und Laserbeugung wurden bezüglich verschiedener Aspekte wie Methodenentwicklung, Validierung und quantitative Analyse auf ihre Eignung untersucht.

Zur Herstellung fester Dispersionen sollten unterschiedliche pharmazeutisch genutzte Trägermaterialien mit dem Modellarzneistoff Griseofulvin covermahlen werden. Bei den Versuchen mit verschiedenen Trägermaterialien konnte keine Reduzierung der Kristallinität von Griseofulvin oder einzelnen Trägermaterialien erzielt werden. Eine molekulardisperse Verteilung des Arzneistoffs in der Matrix war durch Luftstrahlmahlung nicht zu erreichen. Feste kristalline Suspensionen ließen sich hingegen erfolgreich herstellen und zeigten im Vergleich zur physikalischen Mischung ein beschleunigtes Freisetzungsverhalten. Der resultierende Freisetzungsgeschwindigkeitsquotient betrug 0,561.

Zugrundeliegende Ursachen der beschleunigten Auflösungsgeschwindigkeit fester kristalliner Suspensionen aus Griseofulvin und Mannitol sollten genauer untersucht werden. Beim Vergleich verschiedener Beladungen setzten Formulierungen mit 10 % Wirkstoffanteil den Arzneistoff am schnellsten frei. Für diese konnte gezeigt werden, dass die beschleunigte Freisetzung nicht auf Änderungen der Kristallstruktur zurückzuführen war. Eine Korrelation von Freisetzungsgeschwindigkeit und Partikelgröße ergab einen Korrelationskoeffizienten von R=0,90985. Die Erhöhung der freien Oberflächenenergie sowie eine homogenere Verteilung von Griseofulvin-Partikeln im Trägermaterial beeinflussten ebenfalls die Auflösungsgeschwindigkeit der covermahlenen Formulierung.

Die gewonnenen Ergebnisse wurden im Anschluss auf ihre Übertragbarkeit auf die weiteren schwer wasserlöslichen Arzneistoffe Carbamazepin, Phenytoin und Spironolacton getestet. Feste kristalline Suspensionen aus 10 % Wirkstoff und 90 % Mannitol führten zu einer beschleunigten Freisetzung verglichen mit separat vermahlenen physikalischen Mischungen der Formulierungen. Die Freisetzungsgeschwindigkeitsquotienten lagen bei 0,335 (Phenytoin), 0,378 (Carbamazepin) und 0,473 (Spironolacton).

Die kontinuierliche Herstellung in der Luftstrahlmühle war dazu geeignet, prozesstechnisch das Auflösungsverhalten von schwer wasserlöslichen Arzneistoffen zu verbessern, bei denen die Auflösungsgeschwindigkeit den limitierenden Schritt der Absorption darstellt. Der geringe zeitliche und prozesstechnische Aufwand, auch für größere Probenmengen, bietet Vorteile im Hinblick auf die industrielle Fertigung. Der Erhalt vollständig kristalliner Wirk- und Hilfsstoffstrukturen beugt Umwandlungsprozessen vor, die die Stabilität der Formulierung beeinträchtigen könnten. Der Einfluss der späteren Arzneiform (Granulat, Tablette o. Ä.) auf die Verbesserung der Auflösungsgeschwindigkeit covermahlener Formulierungen sollte genauer untersucht werden, da eine Nivellierung der in dieser Arbeit nachgewiesenen Effekte durch die Weiterverarbeitung (Granulierung, Tablettierung, o. Ä.) möglich ist.

Die Ergebnisse dieser Arbeit konnten zum besseren Verständnis des Einflusses von Formulierungsbestandteilen auf die Auflösungsgeschwindigkeit fester kristalliner Suspensionen beitragen und sollten bei der Formulierungsentwicklung von Lösungsgeschwindigkeits-limitierten BCS-Klasse II Arzneistoffen Beachtung finden.

5 Summary

Due to the increasing incidence of poorly water-soluble drug candidates in the drug discovery pipeline, strategies to improve drug solubility and bioavailability are significant topics of interest in pharmaceutical research. Embedding a poorly-water soluble drug in a hydrophilic carrier to form a solid dispersion is a promising strategy to overcome limitations in dissolution rate and solubility. Besides the classical methods like melting or solvent approaches, the cogrinding approach is also used for the preparation of solid dispersions. The time-consuming nature of such processes combined with small batch sizes is often a hurdle for scale-up and industrial use. Applying a continuous cogrinding process in a jet mill combines the benefits of cogrinding and a higher material throughput.

A 3^2 experimental design was applied to evaluate the influence of cogrinding via air jet milling for producing solid dispersions of poorly-water soluble griseofulvin. The linkage between the powder feed rate as well as grinding pressure and the critical quality attributes like particle size and MDT were described in the DoE. Compared to physical mixtures, a faster drug dissolution rate was realized by using the cogrinding approach.

The solid state characterization of coground formulations is of main interest in order to identify potential reasons for dissolution enhancements. Techniques like x-ray powder diffraction (XRPD), differential scanning calorimetry (DCS) and laser diffraction were tested for their suitability in terms of validation and quantitative determination of substances.

Various excipients were tested to produce different types of solid dispersions containing griseofulvin. It was neither possible to induce a change of the crystalline form of drug or excipient by cogrinding via air jet mill, nor to molecularly disperse the drug in the carrier. Apart from that, the preparation of solid crystal suspensions containing mannitol exhibited an enhanced dissolution behavior compared to the physical mixture. The mean dissolution time was reduced by 40 %.

In further studies, the mechanism behind the dissolution enhancement of a solid crystal suspension prepared by cogrinding was to be investigated. The griseofulvin load affected the release from the coground formulation. Since the dissolution rate improved most for the 10 % coground formulation, this loading was used for further studies. The increased dissolution rate was not related to a change of the crystalline form of drug or excipient. Furthermore, a correlation between drug particle size and dissolution rate was observed (R=0.90985), but this was not the only aspect to be taken into account. The increase of the surface free energy due to jet milling, as well as the increased bulk-dispersity of the drug, might have been be additional factors for the increased dissolution rate.

The results achieved were evaluated regarding their transferability to further poorly water-soluble drugs carbamazepine, phenytoin, and spironolactone, respectively. Solid crystal suspensions with 10 % drug load and 90 % mannitol led to a faster dissolution rate. The mean dissolution times were reduced by 33 % (phenytoin), 38 % (carbamazepine), and 47 % (spironolactone).

Thus, continuous cogrinding via air jet mill proved to be a suitable technology, with potential for scale-up and industrial applications, to enhance dissolution without changing the crystalline form of the drug. By maintaining the crystalline structure of drug and excipient, transformations are prevented that might influence the formulation stability. The final dosage form's impact on the increased dissolution behavior of coground formulations has to be tested. Manufacturing processes like granulation or tabletting might narrow the benefit of the dissolution enhancement.

The results of this work contribute to a better understanding of the mechanism behind the dissolution enhancement of solid crystal suspensions. The results obtained should be taken into account when formulating dissolution-rate limited BCS-II drugs.

6 Experimenteller Teil

6.1 Materialien

Tabelle 6.1: Verwendete Arzneistoffe.

Substanz	Strukturformel	Charge	Bezugsquelle
Griseofulvin micronized	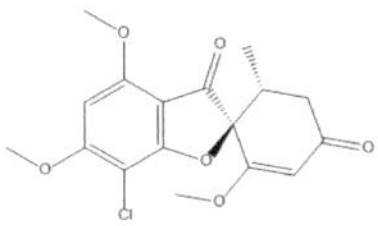	09081001	Letco Medical, Decatur, Alabama, USA
Carbamazepin	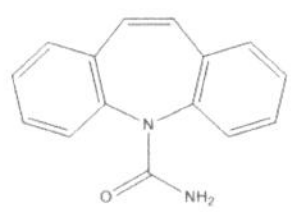	06053092	BASF, Ludwigshafen, Deutschland
Phenytoin micronized	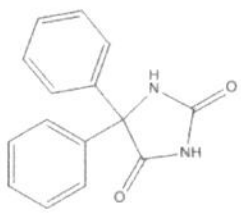	08100182	Recordati, Mailand, Italien
Spironolacton	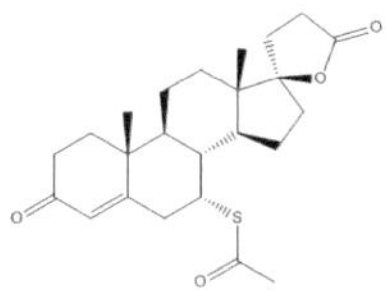	152567	Rottendorf Pharma, Ennigerloh, Deutschland

Tabelle 6.2: Hilfsstoffe für die Covermahlung.

Substanz	Handelsname	Charge	Bezugsquelle
Bernsteinsäure	Bernsteinsäure 99 % reinst kristallin	105	Grüssing Analytika, Filsum, Deutschland
α-Lactose-Monohydrat	Granulac 200	839	Meggle, Wasserburg, Deutschland
Mannitol	Pearlitol 160C	E535L	Roquette, Lestrem, Frankreich
Natriumchlorid	Natriumchlorid Analar Normapur	11H040003	VWR International, Leuven, Belgien
Polyethylen-glykol 6000	Polyglykol 6000S	DEGE117383	Clariant, Frankfurt, Deutschland
Xylitol	Xylisorb	E 502 N	Roquette, Lestrem, Frankreich
Zitronensäure, wasserfrei	Citronensäure anhydricum	1154564	Sigma-Aldrich Chemie, Steinheim, Schweiz

Tabelle 6.3: Sonstige Substanzen.

Substanz	Einsatzgebiet	Bezugsquelle
Aluminiumoxid C	DSC-Validierung	Evonik Degussa, Rheinfelden, Deutschland
Indium 99,999 %	DSC-Validierung	Impag, Zürich, Schweiz
Zink 99,998 %	DSC-Validierung	Impag, Zürich, Schweiz
Destilliertes Wasser	Kontaktwinkelmessungen	eigene Gewinnung mittels Destillation
Diiodmethan	Kontaktwinkelmessungen	Merck, Darmstadt, Deutschland

6.2 Herstellungsmethoden

6.2.1 Pulverdosierung

6.2.1.1 Pulverdosierer

Zur Optimierung des Mahlprozesses wurden unterschiedliche Pulverdosierer untersucht. Tabelle 6.4 gibt einen Überblick über die verglichenen Pulverdosierer aus Abschnitt 3.1.2. Im weiteren Verlauf der Arbeit wurde für Versuche mit der Luftstrahlmühle standardmäßig eine Kombination aus KT-20 und DR100 gewählt.

Tabelle 6.4: Verwendete Pulverdosierer.

Name	Hersteller	Dosierertyp	Dosierbereich
DR100	Retsch, Haan, Deutschland	Vibrations-Schüttelrinne	0–5 L/min [105]
KT-20	K-Tron Schweiz, Niederlenz, Schweiz	Differential-Dosierwaage, Doppelschnecke	0,1–200 dm^3/h [211]
FW18	Brabender, Duisburg, Deutschland	Differential-Dosierwaage, einzelne Dosierschnecke	bis 4,5 dm^3/h [212]

6.2.1.2 Bestimmung der Dosiergenauigkeit

Die Bestimmung der Dosiergenauigkeit erfolgte für Dosierraten von 2, 4 und 6 g/min. Im dynamischen Gleichgewicht der jeweiligen Dosiereinheit wurde die dosierte Menge nach einer Minute durch Auswiegen (CP224S, Sartorius AG, Göttingen, Deutschland) ermittelt (Abtastrate: 1/60 Hz, langes Zeitintervall). Aus insgesamt 30 Einzelbestimmungen wurde der Mittelwert berechnet und als Dosiergenauigkeit mit entsprechender Standardabweichung angegeben.

6.2.1.3 Bestimmung der Gleichförmigkeit der Dosierung

Die Gleichfömigkeit der Pulverdosierung erfolgte ebenfalls im dynamischen Gleichgewicht für Dosierraten von 2, 4 und 6 g/min. Über einen Zeitraum von 10 Minuten wurde bei einer Abtastrate von 1 Hz die Veränderung der Dosierrate aufgenommen (kurzes Zeitintervall) (CP224S, Sartorius, Göttingen, Deutschland). Die Messungen wurden zweimal wiederholt. Für jede Dosierrate (n=3) wurde eine Regressionsanalyse durchgeführt, um auf systematische Trends in der Dosierrate zu prüfen. Weiterhin wurde für jede Dosierrate aus der Summenverteilung ihrer Einzelwerte die Interquartilsbreite (IQS) berechnet. Die IQS ist ein statistischer Parameter zur Beschreibung der Breite einer Verteilung, die nicht normal-verteilt vorliegt (Gleichung 6.1).

$$IQS = \frac{x_{75} - x_{25}}{x_{50}} \qquad 6.1$$

Sie ergibt sich aus der Differenz der Quartile (x_{75}, x_{25}) dividiert durch den Median (x_{50}). Die Interquartilsbreite kann theoretisch Werte zwischen 0 und unendlich einnehmen, wobei ein Wert von 0 für eine monodisperse Verteilung und eine gleichmäßige Dosierrate steht. Aus den berechneten Interquartilsbreiten (n=3) wurden der Mittelwert und die Standardabweichung berechnet.

6.2.2 Covermahlung in der Luftstrahlmühle

Für die Covermahlung wurde die Pulvermischung nach Abwiegen der einzelnen Substanzen in einem Labormischer (Turbula T2C, W.A. Bachofen, Basel, Schweiz) für 10 Minuten bei 100 U/min hergestellt. Anschließend erfolgte die Überführung in den Pulverdosierer (KT-20, K-Tron Schweiz, Niederlenz, Schweiz). Standardmäßig wurde mit einer Pulverdosierrate von 4 g/min gearbeitet. Auftretende Pulsationen im Pulverfluss wurden durch eine nachgeschaltete Vibrationsschüttelrinne (DR100, Retsch, Haan, Deutschland) reduziert. Über diese Kombination wurde das Mahlgut dem Aufgabetrichter der Luftstrahlmühle (Aeroplex Spiralstrahlmühle 50 AS, Hosokawa Alpine, Augsburg, Deutschland) zugeführt. Die Treibluft im Injektor saugte das Mahlgut aus dem Aufgabetrichter an, beschleunigte es und führte es der Mahlkammer von oben zu. Der verwendete Injektor hatte einen Innendurchmesser von 0,9 mm. Der Druck der Injektorluft lag immer 1 bar über dem der Mahlluft, um ein Rückblasen am Einlauftrichter („*blowing-back*“ Phänomen) zu verhindern. In der flach gewölbten, zylindrischen Mahlkammer von 50 mm Durchmesser wurde über vier Düsen mit einem Durchmesser von 0,8 mm und einem Anstellwinkel von jeweils 50 ° die Mahlluft eingeblasen. Das zu mahlende Gut wurde von den aus den Düsen austretenden Mahlstrahlen erfasst, in diesen beschleunigt und durch gegenseitige Teilchenstöße zerkleinert. Zur Mahlung wurde standardmäßig ein Mahldruck von 4 bar eingesetzt. Feines Produkt wurde auf einer spiralförmigen

Flugbahn nach innen getragen und verließ die Mahlkammer über ein Tauchrohr, zu grobe Partikel wurden einer erneuten Mahlbeanspruchung unterzogen. Das Mahlprodukt gelangte über das Tauchrohr in einen Auffangbehälter. Um den Verlust feinster Partikel zu verhindern, war ein Staubsack aus dichtem Filtermaterial zwischen Tauchrohr und Auffangbehälter gespannt, der Feingutpartikel zurückhalten konnte, jedoch luftdurchlässig war. In Kombination mit einem zusätzlich am Auffangbehälter angeschlossenen Staubsauger (Nilfisk GM80, Nilfisk, Rellingen, Deutschland) konnten Mahl- und Injektorluft ungehindert entweichen, wodurch ein Rückstau in die Mahlkammer vermieden wurde. Nach Abschluss des Mahlvorgangs wurde nur das im Filtersack befindliche Produkt berücksichtigt. An Metallteilen der Mühle haftende Substanz wurde verworfen. Mit dem in einigen Versuchen auftretenden Produktrückstand in der Mahlkammer wurde analog dazu verfahren. Die Produktausbeuten betrugen etwa 90 %. Im Rahmen der Mühlenvalidierung (Abschnitt 3.1.3) betrug die Chargengröße etwa 60 g, was zu Versuchsdauern zwischen 10 und 30 Minuten führte (6 bzw. 2 g/min). Im weiteren Verlauf der Arbeiten betrug die Versuchsdauer 45 Minuten (Abschnitt 3.4) bzw. 30 Minuten (Abschnitte 3.3 und 3.5) bei einer Pulverdosierrate von 4 g/min.

6.2.3 Physikalische Mischungen

Die Herstellung der physikalischen Pulvermischungen erfolgte nach dem Prinzip der geometrischen Abstufungen. Dabei wurde der Arzneistoff in einem Mischbehälter aus Edelstahl mit einem Fassungsvolumen von etwa 70 ml vorgelegt. Anschließend wurde die gleiche Menge Hilfsstoff zugewogen und im Labormischer (Turbula T2C, W.A. Bachofen, Basel, Schweiz) für 10 Minuten bei 100 U/min gemischt. Schrittweise wurde weiterer Hilfsstoff in etwa der Menge der vorherigen Mischung zugesetzt und erneut vermischt. So wurde verfahren, bis der Hilfsstoff vollständig eingearbeitet war. Die Chargengröße betrug 10 g.

6.3 Statistische Versuchsplanung (DoE)

Die Erstellung und Auswertung des Versuchsplans erfolgte mithilfe der Software Modde (Version 9.0, Umetrics, Umea, Schweden). Die Qualität des Modells wurde durch das Bestimmtheitsmaß (R^2), die Vorhersagbarkeit (Q^2), den Lack of fit (p) und die Reproduzierbarkeit beschrieben. Die Faktorstufen wurden möglichst weit gewählt, um beobachtbare Effekte zu maximieren. Nicht im Versuchsplan enthaltene Größen, wie z.B. der Aufbau der Mahlkammer, der Durchmesser der Injektordüse sowie Anzahl, Durchmesser und Anstellwinkel der Mahldüsen, wurden konstant gehalten. Daraus resultierten 12 Teilversuche, die in Tabelle 3.6 im Anhang aufgeführt werden. Zur Abschätzung der Versuchsstreuung wurden jeweils drei Wiederholungen am Zentral-Punkt durchgeführt. Damit unbekannte, aber systematische Einflüsse das Versuchsergebnis nicht verfälschten, wurde die Reihenfolge der Einzelversuche randomisiert. Alle Versuche wurden unter Verwendung der Modellrezeptur bestehend aus 10 % Griseofulvin und 90 % Mannitol durchgeführt. Die hergestellten Chargen wurden mithilfe der Laserbeugung auf Partikelgröße und –größenverteilung des Arzneistoffs untersucht sowie das Freisetzungsverhalten charakterisiert. Die Versuche wurden unter Verwendung der multiplen-linearen Regression ausgewertet. Zur Vereinfachung des Versuchsmodells wurden nicht signifikante Wechselwirkungen ($p>0{,}05$) entsprechend der Höhe ihrer p-Werte aus dem Modell entfernt („*Backward-Regression*"). Die Fehlerbalken in den Koeffizientenplots stellen den 95 % Vertrauensbereich dar.

6.4 Analytische Methoden

6.4.1 Arzneistofffreisetzung, mittlere Auflösungszeit (MDT)

Freisetzungsuntersuchungen von Wirkstoffen, covermahlenen Formulierungen und physikalischen Mischungen wurden gemäß der Monographie 2.9.3 des Europäischen Arzneibuchs (Wirkstofffreisetzung aus festen Arzneiformen) (Ph. Eur. 2013) durchgeführt. Dazu wurde eine Blattrührerapparatur (Apparatus II) in einer Erweka-Freisetzungsanlage (DT6, Erweka, Heusenstamm, Deutschland) verwendet. Als Freisetzungsbedingungen wurden eine Blattrührergeschwindigkeit von 50 U/min sowie eine Temperatur von 37,0±0,5 °C gewählt. Als Freisetzungsmedium diente 900 ml demineralisiertes Wasser. Die Arzneistofffreisetzung erfolgte direkt aus dem Pulver (covermahlene Formulierung, physikalische Mischung bzw. Reinsubstanz). Um Probleme mit der Benetzung zu vermeiden und eine sofortige Suspendierung zu erzielen, wurde das Pulver nach der Zugabe ins Freisetzungsmedium initial für 5 Sekunden mit 800 U/min gerührt. Dann erst begann die Messung der Wirkstoffkonzentration. Diese wurde in der Regel alle 30 Sekunden mittels UV-Photometer (Lambda 2, Perkin-Elmer, Überlingen, Deutschland) bestimmt. Bei einigen Chargen wurde aufgrund der Ähnlichkeit zwischen den Arzneistofffreisetzungen jede Sekunde gemessen (vgl. Abschnitt 3.1.3). Die UV-spektroskopische Quantifizierung von Griseofulvin erfolgte bei einem experimentell bestimmten Absorptionsmaximum von 295 nm. Die Freisetzungsuntersuchungen erfolgten unter sink-Bedingungen (Ph. Eur. 2013). Aufgrund der eingesetzten Menge an Arzneistoff (Tabelle 6.5) wurden zum Arbeiten im Lambert-Beer'schen Bereich Quarz-Küvetten mit einer Schichtdicke von 5 cm verwendet. Jede Charge wurde mindestens sechsfach vermessen.

Tabelle 6.5: Verwendete Einwaagen für die Arzneistofffreisetzung. Eingewogen wurde auf einer Analysenwaage (MC210P, Sartorius, Göttingen, Deutschland; Ablesbarkeit 0,01/0,02/0,05 mg).

Arzneistoff-Beladung	Griseofulvin	Carbamazepin	Phenytoin	Spironolacton
10 %	21,1-29,9 mg	60,7-69,8 mg	32,1-42,2 mg	38,6-42,1 mg
25 %	8,5-9,3 mg	-	-	-
55 %	3,4-5,1 mg	-	-	-

Die quantitative Analyse von Phenytoin, Spironolacton und Carbamazepin erfolgte analog zur Griseofulvin-Methode. Daten zu den verwendeten Wellenlängen und der UV-Kalibrierung finden sich in Tabelle 6.6.

Tabelle 6.6: Arzneistoffe und Daten zur Freisetzung.

	Griseofulvin micronized	Carbamazepin	Phenytoin micronized	Spironolacton
Löslichkeit in H_2O	12,1 mg/L (25 °C) [135]	379 mg/L (25 °C) [186]	32 mg/L (22 °C) [182]	28 mg/L (25 °C) [204]
Freisetzungs-medium	dem. Wasser	dem. Wasser	dem. Wasser	dem. Wasser
λ_{max} (H_2O)	295 nm	254 nm	220 nm	243 nm
UV-Kalibrierung	y=2,9757x+0,0351 R^2=0,9987	y=1,2387x+0,0347 R^2=0,9985	y=2,120x+0,1994 R^2=0,9931	y=2,1155x+0,0041 R^2=0,9921
Konzentrations-bereich	0,11-0,37 mg/100 ml	0,21-0,70 mg/100 ml	0,20-0,52 mg/100 ml	0,15-0,45 mg/100 ml
Anzahl Konzentrationen	6	5	7	5

Von einigen Chargen wurde die mittlere Auflösungszeit (MDT) [109] berechnet (Gleichung 6.2):

$$MDT = \frac{\sum_{i=0}^{\infty}\left[(c_{i+1} - c_i) \cdot \left(\frac{t_i + t_{i+1}}{2}\right)\right]}{c_{\infty}} \qquad 6.2$$

Die Variablen c und t stehen für die Konzentration und Zeit aus den Freisetzungsprofilen, die Variable c_{∞} stellt die Konzentration am Ende der Freisetzung bei annähernd 100 % dar. Um die mittleren Auflösungszeiten covermahlener und physikalischer Mischungen miteinander vergleichen zu können, wurde der Freisetzungsgeschwindigkeitsquotient (FGQ) berechnet (Gleichung 6.3).

$$FGQ = \frac{MDT_{Covermahlung}}{MDT_{Physikalische\ Mischung}} \quad 6.3$$

Bei einem FGQ von 1 zeigen die verglichenen Freisetzungen keine Unterschiede in ihrer mittleren Auflösungszeit. Bei Werten ≤1 zeigt die Covermahlung eine schnellere Freisetzung, bei Werten ≥1 die physikalische Mischung.

Zusätzlich wurde die Anwendbarkeit der Hixson-Crowell-Modellgleichung [170] auf einzelne Freisetzungsverläufe untersucht. Diese beschreibt die Pulverauflösung monodisperser Partikel unter der Berücksichtigung, dass sich die effektive Oberfläche von Wirkstoffpartikeln permanent ändert (Gleichung 6.4):

$$m_0{}^{1/3} - m_R{}^{1/3} = K_{HC} \cdot t \quad 6.4$$

Die Variable m_0 ist die initiale Masse, d.h. die Wirkstoffbeladung zu Beginn der Freisetzung, m_R ist die ungelöste Masse, d.h. Wirkstoffbeladung zum Zeitpunkt t der Freisetzung und K_{HC} ist die Geschwindigkeitskonstante.

6.4.2 Laserdiffraktometrie

Die Ermittlung der Partikelgrößen erfolgte mittels Laserdiffraktometrie. Das verwendete Laserdiffraktometer (Helos H1402+, Sympatec, Clausthal-Zellerfeld, Deutschland) verfügte über einen Helium-Neon-Laser, der kohärent monochromatisches Licht mit einer Wellenlänge von 632,8 nm aussendete. Eine hinter der Messzone liegende Fourierlinse bildete das Beugungsbild ab. Unter Verwendung von Fourierlinsen unterschiedlicher Brennweite konnte ein Messbereich zwischen 0,25 µm und 875 µm abgedeckt werden. Um Messbereichsüberschreitungen zu vermeiden, wurden je nach Größe der Partikel in der Probe Fourier-Linsen mit verschiedenen Brennweiten eingesetzt (Tabelle 6.7).

Tabelle 6.7: Verwendete Fourier-Linsen.

Bezeichnung	Messbereich	Brennweite f
R2	0,25/0,45-87,5 µm	50 mm
R4	0,5/4,5-875 µm	500 mm

Messungen wurden sowohl mit der Trocken- als auch mit der Nassdispergiereinheit des Geräts durchgeführt. Bei Verwendung der Trockendispergiereinheit (Rodos, Sympatec, Clausthal-Zellerfeld) wurde die zu vermessende Probe über eine Dosierrinne (Vibri, Sympatec, Clausthal-Zellerfeld) innerhalb von 5 Sekunden bei einer Förderrate von 80 % zugeführt und durch Druckluft dispergiert. Die Einstellung des Dispergierdrucks variierte zwischen 1 und 4,5 bar mit dem Ziel, eine vollständige Desagglomeration in die Primärpartikel zu erreichen ohne dass Mahlungseffekte auftreten. Es wurde für jede Messung so viel Material verwendet, dass die optische Konzentration während der Messung zwischen 5 und 10 % lag.

Für die Bestimmung der Teilchengröße des Arzneistoffes in den Formulierungen wurde die Nassdispergiereinheit (Cuvette, Sympatec, Clausthal-Zellerfeld) verwendet. Eine wässrige, gesättigte Arzneistofflösung (22±1 °C) wurde als Dispergiermedium verwendet, nachdem sie mit einem Membranfilter von 0,45 µm Porengröße filtriert wurde. So wurde der hydrophile Träger im Medium gelöst, während der Arzneistoff als wässrige Suspension dispergiert vorlag. Bei der Probenvorbereitung wurde darauf geachtet, dass die verwendete Probenmenge zu einer optischen Konzentration von 5 bis 15 % führte. Die Probenvorbehandlung mit Ultraschall sorgte für eine vollständige Dispergierung. Je nach Probe wurden dazu bei einer Intensität von 100 % bis zu 180 Sekunden Ultraschall benötigt. Die Rührgeschwindigkeit des integrierten Magnetrührers während der Messung betrug 500 U/min, die Messzeit 10 Sekunden. Vor jeder Messung wurde eine Referenzmessung mit reinem, gesättigtem Medium durchgeführt, um vorhandene Störeinflüsse auszuschließen.

Die Vermessung der Substanzen erfolgte mit zwei Wiederholungen. Messergebnisse beider Methoden wurden durch die Software Windox 4.0 (Sympatec, Clausthal-Zellerfeld) ausgewertet. Die Partikelgrößen wurden in relativen Verteilungssummen und –dichtekurven dargestellt. Der Median der Verteilungssummenkurve x_{50} wurde als Richtwert für die Auswertung von Partikelgrößeneffekten verwendet.

6.4.3 Dynamische Differenzleistungskalorimetrie

Das thermische Verhalten der Ausgangsstoffe, covermahlenen Formulierungen und physikalischen Mischungen wurde mit einer DSC 821e von Mettler Toledo durchgeführt (DSC 821e, Mettler-Toledo, Gießen, Deutschland). Für die Messungen wurden 2 bis 5 mg Probe in einen 40 µL Aluminiumtiegel mithilfe einer Mikrowaage (Mettler-Toledo XP56, Gießen, Deutschland) eingewogen und mit einem mittig gelochten Aluminiumdeckel verschweißt. Als Referenz diente ein leerer Tiegel mit gelochtem Deckel. Heizprofile wurden in der Regel bei Aufheizraten von 10 °C/min in einem Temperaturbereich von 0-250 °C aufgenommen. Es wurden jeweils zwei Messungen durchgeführt. Nach jeder Messung wurde das Gerät auf 400 °C zur Reinigung bis zu einer gleichmäßigen Basisline erhitzt. Indium und Zink dienten zur Kalibrierung von Temperatur und Aufheizrate. Die Auftragung der Ergebnisse erfolgte mit Bezug auf die für die Messung eingewogene Probenmasse.

6.4.4 Röntgendiffraktometrie (XRPD)

Zur Bestimmung der Kristallinität wurde ein X`Pert Pro MPD Diffraktometer (PANalytical, Almelo, Niederlande) verwendet. Zur Vorbereitung der Probe wurden 200±10 mg in einer Matrize mit einem Durchmesser von 13 mm eingewogen [124]. Die Probe wurde mithilfe einer hydraulischen Handpresse (Perkin Elmer, Überlingen, Deutschland) komprimiert. Um Schwankungen des Pressdrucks so gering wie möglich zu halten, wurde die Presskraft über die Dauer des Pressvorgangs nicht durch Nachführen des Oberstempels reguliert. Der Pressdruck von 148 MPa und die Pressdauer von 10 Sekunden wurden über Vorversuche ermittelt. Die Messanordnung im Röntgendiffraktometer folgte dem Prinzip der Bragg-Brentano Geometrie, wobei die Röntgenröhre und der Detektor beweglich waren. Die Probe verblieb in der Horizontalen und drehte sich mit einer Umdrehung pro Sekunde um die eigene Achse. Die Messung wurde im Transmissionsmodus unter Verwendung einer Kupferanode (40 kV/40 mA) über Kα-Strahlung (λ=1.5406 Å) durchgeführt. Beugungsmuster wurden in einem Winkelabstand von 0.0167113 °2θ über einen Bereich von 10 bis 50 °2θ durchgeführt. Die Scangeschwindigkeit betrug 0,417782 °/s. Die Blendensysteme (Divergenzblende 1 °, Anti-Streulichtblende 2 °) wurden so ausgewählt, dass eine möglichst große Probenfläche bestrahlt werden konnte, ohne den Probenträger mit zu erfassen.

6.4.5 Partikeldichte (Helium)

Die Bestimmung der Partikeldichte (Helium) erfolgte unter Verwendung eines Helium-Pyknometers (AccuPyc 1330, Micromeritics, Norcross, USA). Die Ausgangssubstanzen wurden in einem Probengefäß mit einem Volumen von 10 cm^3 vermessen, wobei der Füllgrad nicht mehr als zwei Drittel des Gesamtvolumens betrug. Der verwendete Spül- und Fülldruck betrug 134,55 kPa, der Gleichgewichtsdruck 0,01 kPa. Messungen wurden bei einer Temperatur von 25,0±0,1 °C durchgeführt. Proben wurden dreifach vermessen und der Mittelwert sowie Standardabweichungen berechnet. Vor Durchführung der Versuche wurde das Helium-Pyknometer mithilfe einer kalibrierten Metallkugel definierten Volumens überprüft.

6.4.6 Kontaktwinkelmessungen

Das Spreitungsverhalten von Wasser und Diiodmethan auf der Oberfläche hergestellter Presslinge wurde über die statische „Sessile Drop Technik“ am liegenden Tropfen mit einem Tropfenkonturanalysegerät (DSA100, Krüss, Hamburg,

Deutschland) realisiert. Biplane Presslinge der zu untersuchenden Formulierungen mit einem Gewicht von 300 mg±10 mg und einem Durchmesser von 13 mm wurden mithilfe einer hydraulischen Handpresse (Perkin Elmer, Überlingen, Deutschland) hergestellt. Aus Gründen der Vergleichbarkeit wurden alle Formulierungen auf die gleiche Porosität von 12,5 % eingestellt (Abbildung 7.2). Für die Messung der Kontaktwinkel wurde ein Tropfen mit einem Volumen von 0,75 µl automatisch von einer 500 µL Spritze mit einer Kanüle von 0,8 mm Durchmesser generiert und auf dem Pressling abgesetzt. Die Messung erfolgte bei klimatisierten Bedingungen von 21 °C und 45 % relativer Feuchte. Der Vorgang wurde auf Video aufgenommen und der Kontaktwinkel nach einer Sekunde durch graphische Auswertung (Tropfenkonturanalyse-Software DSA3, Krüss, Hamburg, Deutschland) der Aufnahmen bestimmt. Durch Analyse der Graustufenwerte der Bildpixel wurden zunächst die Tropfenkontur und die Kontaktlinie (Basislinie) mit dem Pressling ermittelt. Zur Kontaktwinkelberechnung wurde diese Tropfenkontur an das ‚Young-Laplace-Fitting' angepasst. Dabei handelt es sich um ein in der Software hinterlegtes mathematisches Modell, mit dessen Hilfe die gesamte Tropfenkontur ausgewertet wird. Bei der Konturanpassung wird zusätzlich berücksichtigt, dass sich die Tropfenform nicht nur aus Grenzflächeneffekten ergibt, sondern aufgrund des Eigengewichts der Tropfenflüssigkeit verformt wird. Nach erfolgreicher Anpassung wird der Kontaktwinkel als Steigung der Konturlinie im Dreiphasenkontaktpunkt ermittelt. Es wurden pro Formulierung und Testflüssigkeit 10 Presslinge frisch hergestellt und vermessen. Von den gemessenen Kontaktwinkeln wurden Mittelwert und Standardabweichung berechnet.

6.4.7 Oberflächenenergiebestimmung

Aus den Kontaktwinkelmessungen verschiedener Flüssigkeiten auf der Oberfläche verschiedener Presslinge wurde mithilfe der Young'schen Gleichung und des Modells von Owens und Wendt die Oberflächenenergie bestimmt [178] (Gleichung 6.5)

$$\gamma_L(cos\theta + 1) = 2 \cdot \sqrt{{\gamma_S}^D {\gamma_L}^D} + 2 \cdot \sqrt{{\gamma_S}^P {\gamma_L}^P} \qquad 6.5$$

Dabei stehen γ_S^D und γ_S^P für die dispersen bzw. polaren Energieanteile des Feststoffes und γ_L^D sowie γ_L^P für diejenigen der Flüssigkeit. Für die Lösung des Gleichungssystems wurden zwei Testflüssigkeiten mit unterschiedlichen polaren und dispersen Anteilen benötigt, in diesem Fall Wasser und Diiodmethan. Die Testflüssigkeiten und ihre Werte für γ_L, γ_L^D und γ_L^P werden in Tabelle 6.8 zusammengefasst:

Tabelle 6.8: Testflüssigkeiten zur Bestimmung der Oberflächenenergie. Werte von Ström [illegible].

	$\gamma_L \left[\frac{mJ}{m^2}\right]$	$\gamma_L{}^D \left[\frac{mJ}{m^2}\right]$	$\gamma_L{}^P \left[\frac{mJ}{m^2}\right]$
Wasser	72,8	21,8	51,0
Diiodmethan	50,8	0	50,8

Durch Einbringen dieser Werte konnten die polaren und dispersiv wechselwirkenden Anteile des Feststoffs bestimmt werden (Gleichungen 6.6 und 6.7). Die Addition von $\gamma_S{}^D$ und $\gamma_S{}^P$ ergibt die Gesamtkörperoberflächenenergie

$$\gamma_S{}^D = \frac{\gamma_L{}^2(\cos\theta + 1)^2}{4\gamma_L{}^D} \qquad 6.6$$

$$\gamma_S{}^P = \frac{1}{4\gamma_L{}^P} \cdot \left(\gamma_L(\cos\theta + 1) - 2 \cdot \sqrt{\gamma_S{}^D \gamma_{SL}{}^D}\right)^2 \qquad 6.7$$

6.4.8 Konfokale Raman-Spektroskopie

Raman-Spektren wurden mit einem konfokalen Raman-Mikroskop (WITec alpha 300R+, WITec GmbH, Ulm, Deutschland) aufgenommen. Angeregt wurde mit einem Dioden-Laser (Toptica, München, Deutschland) bei 785 nm und 100 mW Leistung bei einer Integrationszeit von 0,2 Sekunden. Peaks bei 881 cm^{-1} (Mannitol) und 1710 cm^{-1} (Griseofulvin) wurden für die Auswertung ausgewählt (Abbildung 6.1).

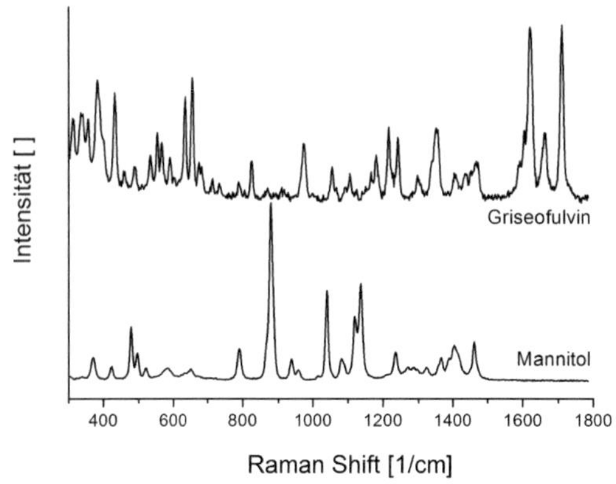

Abbildung 6.1: Einzelspektren für Griseofulvin und Mannitol aufgenommen mit 0,2 s Intergrationszeit.

Die Probenvorbereitung verlief analog zur Probenherstellung für Kontaktwinkelmessungen (Abschnitt 6.4.6). Bei der Messung ermöglichte ein 50fach vergrößerndes Zeiss-Objektiv mit einer numerischen Apertur von 0,8 eine laterale Auflösung von 1 µm. Von jedem Pressling wurden 6 verschiedene Ausschnitte von 50 µm x 50 µm auf der Presslingsoberfläche sowie ein Streifen von 50 µm x 500 µm am Presslingsquerschnitt untersucht. Ramanbilder wurden in 1 µm-Schritten entlang beider Achsen durch Integration über spezifische Raman-Banden generiert. Die erhaltenen Raman-Spektren wurden durch die in der WITec-Software (WITec Project Plus) integrierte statistische Auswertung mittels Cluster Analyse verarbeitet und basierend auf der Verteilung der Bereiche mit gleichem Spektrum in Falschfarben-Bilder umgewandelt. Diese zeigten Griseofulvin in Gelb und Mannitol in blau.

7 Anhang

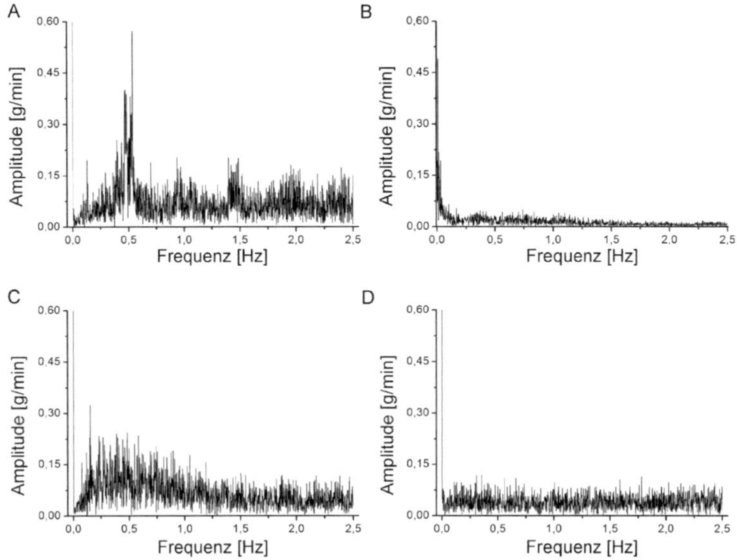

Abbildung 7.1: Ergebnis der Fourieranalyse (FFT) für den FW18 Einschneckendosierer (A) und der gesondert verwendeten Schüttelrinne DR100 (B) für exemplarische Dosierversuche von 4 g/min bzw. Amplitude 62 über 10 min. (C) Dosierverläufe der KT20-Dosierwaage und der Kombination aus KT20 und DR100 (D), bei Dosierraten von 2 g/min und einer Zeitdauer von 10 min.

Tabelle 7.1: Referenzsubstanzen zur Kalibrierung der Temperatur- und Wärmeflussskala des DSC-Geräts. Sollwerte und Grenzen nach Mettler Toledo, Gießen, Deutschland.

Substanz	Sollwert T_m (Grenzen)	Sollwert ΔH (Grenzen)
Indium	156,6 °C (156,3 – 156,9°C)	28,45 J/g (27,85 – 29,05 J/g)
Zink	419,6 °C (418,9 – 420,3°C)	107,5 J/g (104,3 – 110,7 J/g)

Tabelle 7.2: DSC-Kalibrierung. Vergleichspräzision Einzelwerte.

Datei	Substanz	Peak [°C]	ΔH [J/g]
File16653	Griseofulvin/NaCl (1:10)	218,77	9,10
File16717	Griseofulvin/NaCl (1:10)	218,95	9,23
File16718	Griseofulvin/NaCl (1:10)	219,05	9,98
File16719	Griseofulvin/NaCl (1:10)	219,08	9,81
File16720	Griseofulvin/NaCl (1:10)	219,10	9,04
File16721	Griseofulvin/NaCl (1:10)	218,92	9,51

Tabelle 7.3: Kenngrößen zu Trockenbestimmungen der Partikelgrößenverteilung von Griseofulvin in Abhängigkeit vom Dispergierdruck.

Druck [bar]	x_{10} [µm]	x_{25} [µm]	x_{50} [µm]	x_{75} [µm]	x_{90} [µm]	c_{opt} [%]
0,1	5,83	9,79	15,82	24,08	39,63	8,83
0,5	3,44	6,00	11,05	19,73	29,95	5,27
1,0	3,18	5,84	11,35	20,12	29,47	4,32
1,5	2,98	5,61	11,15	19,95	35,33	7,55
2,0	2,90	5,58	11,14	20,14	29,63	9,69
2,5	2,44	4,90	10,41	19,31	34,48	4,09
3,0	2,72	5,40	11,04	19,81	35,01	10,35
3,5	2,73	5,99	10,51	19,32	28,81	10,15

Tabelle 7.4: Wiederholpräzision der Messungen von Griseofulvin mit Trockendispergiereinheit.

Druck	Datum und Zeit	x_{10} [µm]	x_{50} [µm]	x_{90} [µm]	c_{opt} [%]
2,0 bar	05.03.2012 10:07:27	2,79	10,98	28,94	4,73
2,0 bar	05.03.2012 10:09:50	3,02	11,49	29,28	8,03
2,0 bar	05.03.2012 10:11:31	3,07	11,72	30,08	8,28
2,0 bar	05.03.2012 10:12:45	3,05	11,64	30,15	8,04
2,0 bar	05.03.2012 10:13:58	3,13	11,89	30,19	9,56
2,0 bar	05.03.2012 14:02:16	2,90	11,24	29,63	9,69
	Mittelwert	2,99	11,49	29,71	
	Standardabweichung	0,12	0,33	0,52	
	VK [%]	4,2	2,9	1,8	

Tabelle 7.5: Wiederholpräzision der Messungen von Griseofulvin mit Nassdispergiereinheit.

	Datum und Zeit	x_{10} [µm]	x_{50} [µm]	x_{90} [µm]	c_{opt} [%]
180 s	05.03.2012 14:11:36	1,84	12,43	35,03	6,58
180 s	05.03.2012 14:28:16	1,89	12,75	36,93	8,98
180 s	05.03.2012 14:39:51	2,01	13,02	37,14	6,24
180 s	05.03.2012 14:51:13	1,81	12,11	34,01	5,94
180 s	05.03.2012 15:06:24	1,94	12,33	32,12	5,28
180 s	05.03.2012 15:15:51	1,91	12,71	35,69	8,12
	Mittelwert	1,90	12,56	35,15	
	Standardabweichung	0,07	0,33	1,89	
	VK [%]	3,8	2,6	5,4	

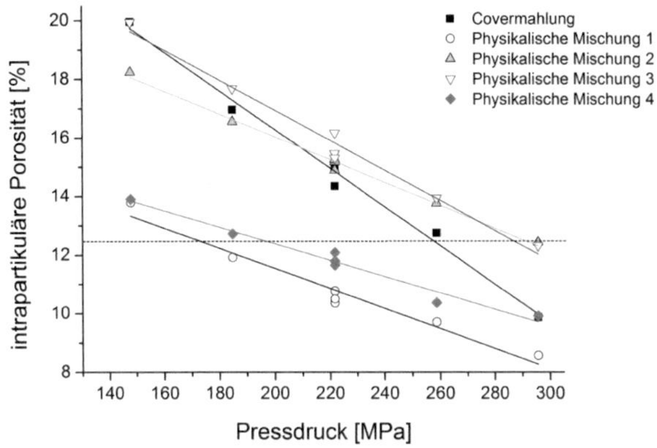

Abbildung 7.2: Presslingsherstellung für Tropfenkonturanalyse: Kalibrierung der verschiedenen Formulierungen auf eine Porosität von 12,5 % (gestrichelte Linie). Geradengleichungen:

Covermahlene Formulierung:	$y = -0{,}066x + 29{,}486$	$R^2=0{,}98767$
Physikalische Mischung 1:	$y = -0{,}034x + 18{,}394$	$R^2=0{,}95402$
Physikalische Mischung 2:	$y = -0{,}039x + 23{,}827$	$R^2=0{,}99169$
Physikalische Mischung 3:	$y = -0{,}051x + 27{,}217$	$R^2=0{,}97698$
Physikalische Mischung 4:	$y = -0{,}028x + 17{,}987$	$R^2=0{,}96588$

Tabelle 7.6: Übersicht über die ermittelten mittleren Auflösungszeiten (MDT) (n=6, MW±s).

Charge	verwendeter Träger	Arzneistoff-Beladung	Griseofulvin MDT [min]	Carbamazepin MDT [min]	Phenytoin MDT [min]	Spironolacton MDT [min]
Covermahlen	Mannitol	10 %	2,15±0,23	1,37±0,38	3,65±0,63	2,68±0,65
PM1	Mannitol	10 %	-*[1]	-	-	-
PM2	Mannitol	10 %	6,88±0,36	-	-	-
PM3	Mannitol	10 %	3,83±0,25	3,62±1,06	10,88±0,76*[3]	5,67±0,77
PM4	Mannitol	10 %	-*[2]	-	-	-

*[1] Charge setzte innerhalb der Messdauer nur einen Arzneistoffanteil von 40 % frei. Es wurde keine MDT berechnet.

*[2] Charge setzte innerhalb der Messdauer nur einen Arzneistoffanteil von weniger als 60 % frei. Es wurde keine MDT berechnet.

*[3] Charge erreichte keine Arzneistofffreisetzung von 100 %. Näherungsweise wurde die MDT bis zu einem Wert von 60 % Freisetzung ($MDT_{60\%}$) berechnet.

8 Literaturverzeichnis

1. Sastry, S. V., Nyshadham, J. R., und Fix, J. A. (2000). *Recent technological advances in oral drug delivery – a review.* Pharmaceutical Science & Technology Today, 3 (4): 138-145.

2. Ku, M. S. und Dulin, W. (2012). *A biopharmaceutical classification-based Right-First-Time formulation approach to reduce human pharmacokinetic variability and project cycle time from First-In-Human to clinical Proof-Of-Concept.* Pharmaceutical Development and Technology, 17 (3): 285-302.

3. Lipinski, C. A., Lombardo, F., Dominy, B. W., und Feeney, P. J. (1997). *Experimental and computational approaches to estimate solubility and permeability in drug discovery and development settings.* Advanced Drug Delivery Reviews, 23 (1–3): 3-25.

4. Amidon, G. L., Lennernäs, H., Shah, V. P., und Crison, J. R. (1995). *A theoretical basis for a biopharmaceutic drug classification: The correlation of in vitro drug product dissolution and in vivo bioavailability.* Pharmaceutical Research, 12 (3): 413-420.

5. FDA (2000). *Waiver of in vivo bioavailability and bioequivalence studies for immediate-release solid oral dosage forms based on a biopharmaceutics classification system.* In: *Guidance for Industry.* U.S. Department of Health and Human Services, Food and Drug Administration, Center for Drug Evaluation and Research (CDER),

6. EMA (2007). *Concept paper on BCS-based biowaiver.* European Medicines Agency, Commitee for medicinal products for human use (CHMP), London.

7. Dressman, J. B. und Fleisher, D. (1986). *Mixing-tank model for predicting dissolution rate control of oral absorption.* Journal of Pharmaceutical Sciences, 75 (2): 109-116.

8. Rekhi, G. S., Eddington, N. D., Fossler, M. J., Schwartz, P., Lesko, L. J., und Augsburger, L. L. (1997). *Evaluation of in vitro release rate and in vivo absorption characteristics of four metoprolol tartrate immediate-release tablet formulations.* Pharmaceutical Development and Technology, 2 (1): 11-24.

9. Butler, J. M. und Dressman, J. B. (2010). *The developability classification system: Application of biopharmaceutics concepts to formulation development.* Journal of Pharmaceutical Sciences, 99 (12): 4940-4954.

10. Brunner, E. (1904). *Reaktionsgeschwindigkeit in heterogenen Systemen.* Zeitschrift für Physikalische Chemie, 47 56-102.

11. Leuner, C. und Dressman, J. (2000). *Improving drug solubility for oral delivery using solid dispersions.* European Journal of Pharmaceutics and Biopharmaceutics, 50 (1): 47-60.

12. Serajuddin, A. T. M. (2007). *Salt formation to improve drug solubility.* Advanced Drug Delivery Reviews, 59 (7): 603-616.

13. Stella, V. (1975). *Pro-drugs: An overview and definition.* In: *Pro-drugs as Novel Drug Delivery Systems.* American Chemical Society, 1-115.

14. Kawakami, K., Oda, N., Miyoshi, K., Funaki, T., und Ida, Y. (2006). *Solubilization behavior of a poorly soluble drug under combined use of surfactants and cosolvents.* European Journal of Pharmaceutical Sciences, 28 (1-2): 7-14.

15. Strickley, R. (2004). *Solubilizing excipients in oral and injectable formulations.* Pharmaceutical Research, 21 (2): 201-230.

16. Loftsson, T. und Brewster, M. E. (1996). *Pharmaceutical applications of cyclodextrins. 1. Drug solubilization and stabilization.* Journal of Pharmaceutical Sciences, 85 (10): 1017-1025.

17. Liversidge, G. G. und Cundy, K. C. (1995). *Particle size reduction for improvement of oral bioavailability of hydrophobic drugs: I. Absolute oral bioavailability of nanocrystalline danazol in beagle dogs.* International Journal of Pharmaceutics, 125 (1): 91-97.

18. Jinno, J. I., Kamada, N., Miyake, M., Yamada, K., Mukai, T., Odomi, M., Toguchi, H., Liversidge, G. G., Higaki, K., und Kimura, T. (2006). *Effect of particle size reduction on dissolution and oral absorption of a poorly water-soluble drug, cilostazol, in beagle dogs.* Journal of Controlled Release, 111 (1-2): 56-64.

19. Scholz, A., Abrahamsson, B., Diebold, S., Kostewicz, E., Polentarutti, B., Ungell, A.-L., und Dressman, J. (2002). *Influence of hydrodynamics and particle size on the absorption of felodipine in labradors.* Pharmaceutical Research, 19 (1): 42-46.

20. Henck, J. O., Griesser, U. J., und Burger, A. (1997). *Polymorphism of drug substance. An economic challenge? (Polymorphie von Arzneistoffen. Eine wirtschaftliche Herausforderung?).* Pharmazeutische Industrie, 59 (2): 165-169.

21. Hancock, B. C. und Zografi, G. (1997). *Characteristics and significance of the amorphous state in pharmaceutical systems.* Journal of Pharmaceutical Sciences, 86 (1): X1-12.

22. Chiou, W. L. und Riegelman, S. (1971). *Pharmaceutical applications of solid dispersion systems.* Journal of Pharmaceutical Sciences, 60 (9): 1281-1302.

23. Sekiguchi, K. und Obi, N. (1961). *Studies on absorption of eutectic mixture. I. A comparison of the behavior of eutectic mixture of sulfathiazole and that of ordinary sulfathiazole in man.* Chemical & Pharmaceutical Bulletin, 9 (11): 866-872.

24. Vasconcelos, T., Sarmento, B., und Costa, P. (2007). *Solid dispersions as strategy to improve oral bioavailability of poor water soluble drugs.* Drug Discovery Today, 12 (23–24): 1068-1075.

25. Janssens, S. und Van Den Mooter, G. (2009). *Review: Physical chemistry of solid dispersions.* Journal of Pharmacy and Pharmacology, 61 (12): 1571-1586.

26. Serajuddin, A. T. M. (1999). *Solid dispersion of poorly water-soluble drugs: Early promises, subsequent problems, and recent breakthroughs.* Journal of Pharmaceutical Sciences, 88 (10): 1058-1066.

27. Craig, D. Q. M. (2002). *The mechanisms of drug release from solid dispersions in water-soluble polymers.* International Journal of Pharmaceutics, 231 (2): 131-144.

28. Breitenbach, J. (2006). *Melt extrusion can bring new benefits to HIV therapy.* American Journal of Drug Delivery, 4 (2): 61-64.

29. Thommes, M., Ely, D. R., Carvajal, M. T., und Pinal, R. (2011). *Improvement of the dissolution rate of poorly soluble drugs by solid crystal suspensions.* Molecular Pharmaceutics, 8 (3): 727-735.

30. Kindermann, C. (2011). *Polyelektrolytkomplexe aus schwer löslichen Arzneistoffen und basischen Polymeren zur gezielten Arzneistofffreisetzung.* Dissertation. Mathematisch-Naturwissenschaftliche Fakultät, Heinrich-Heine-Universität, Düsseldorf.

31. Kreuter, J. (1999). *Feste Dispersionen.* In: *Grundlagen der Arzneiformenlehre - Galenik 2.* Springer, Berlin - Heidelberg:

32. Seo, A., Holm, P., Kristensen, H. G., und Schæfer, T. (2003). *The preparation of agglomerates containing solid dispersions of diazepam by melt agglomeration in a high shear mixer.* International Journal of Pharmaceutics, 259 (1–2): 161-171.

33. Breitenbach, J. (2002). *Melt extrusion: from process to drug delivery technology.* European Journal of Pharmaceutics and Biopharmaceutics, 54 (2): 107-117.

34. Betageri, G. V. und Makarla, K. R. (1995). *Enhancement of dissolution of glyburide by solid dispersion and lyophilization techniques.* International Journal of Pharmaceutics, 126 (1–2): 155-160.

35. Weuts, I., Kempen, D., Decorte, A., Verreck, G., Peeters, J., Brewster, M., und Van den Mooter, G. (2004). *Phase behaviour analysis of solid dispersions of loperamide and two structurally related compounds with the polymers PVP-K30 and PVP-VA64.* European Journal of Pharmaceutical Sciences, 22 (5): 375-385.

36. Verheyen, S., Blaton, N., Kinget, R., und Van den Mooter, G. (2002). *Mechanism of increased dissolution of diazepam and temazepam from polyethylene glycol 6000 solid dispersions.* International Journal of Pharmaceutics, 249 (1–2): 45-58.

37. Sertsou, G., Butler, J., Hempenstall, J., und Rades, T. (2002). *Solvent change co-precipitation with hydroxypropyl methylcellulose phthalate to improve dissolution characteristics of a poorly water-soluble drug.* Journal of Pharmacy and Pharmacology, 54 (8): 1041-1047.

38. Taki, S., Badens, E., und Charbit, G. (2001). *Controlled release system formed by supercritical anti-solvent coprecipitation of a herbicide and a biodegradable polymer.* The Journal of Supercritical Fluids, 21 (1): 61-70.

39. Schatt, W., Wieters, K.-P., und Kieback, B. (2007). *Herstellung von Pulvern.* In: *Pulvermetallurgie.* Springer Berlin Heidelberg, 5-48.

40. Rasenack, N. und Müller, B. W. (2004). *Micron-size drug particles: Common and novel micronization techniques.* Pharmaceutical Development and Technology, 9 (1): 1-13.

41. Müller, R. H. und Keck, C. M. (2004). *Challenges and solutions for the delivery of biotech drugs – a review of drug nanocrystal technology and lipid nanoparticles.* Journal of Biotechnology, 113 (1–3): 151-170.

42. Jayasankar, A., Somwangthanaroj, A., Shao, Z. J., und Rodriguez-Hornedo, N. (2006). *Cocrystal formation during cogrinding and storage is mediated by amorphous phase.* Pharmaceutical Research, 23 (10): 2381-2392.

43. Lu, J. und Rohani, S. (2010). *Synthesis and preliminary characterization of sulfamethazine-theophylline co-crystal.* Journal of Pharmaceutical Sciences, 99 (9): 4042-4047.

44. Otsuka, M. und Matsuda, Y. (1994). *Effect of cogrinding time on the release of pentoxifylline from waxy matrix tablets.* Journal of Pharmaceutical Sciences, 83 (7): 956-961.

45. Nokhodchi, A., Okwudarue, O. N., Valizadeh, H., und Momin, M. N. (2009). *Cogrinding as a tool to produce sustained release behavior for theophylline particles containing magnesium stearate.* AAPS PharmSciTech, 10 (4): 1243-1251.

46. Katsuno, E., Tahara, K., Takeuchi, Y., und Takeuchi, H. (2013). *Orally disintegrating tablets prepared by a co-processed mixture of micronized crospovidone and mannitol using a ball mill to improve compactibility and tablet stability.* Powder Technology, 241 (0): 60-66.

47. Hailu, S. A. und Bogner, R. H. (2011). *Complex effects of drug/silicate ratio, solid-state equivalent pH, and moisture on chemical stability of amorphous quinapril hydrochloride coground with silicates.* Journal of Pharmaceutical Sciences, 100 (4): 1503-1515.

48. Bettinetti, G. P., Mura, P., Melani, F., Rillosi, M., und Giordano, F. (1996). *Interactions between naproxen and maltoheptaose, the non-cyclic analog of β-cyclodextrin.* Journal of Inclusion Phenomena and Molecular Recognition in Chemistry, 25 (4): 327-338.

49. Moribe, K., Masaki, M., Kinoshita, R., Zhang, J., Limwikrant, W., Higashi, K., Tozuka, Y., Oguchi, T., und Yamamoto, K. (2011). *Guest molecular size-dependent inclusion complexation of parabens with cholic acid by cogrinding.* International Journal of Pharmaceutics, 420 (2): 191-197.

50. Pooja, S., Meenakshi, B., und Shruti, S. (2011). *Physicochemical characterization and dissolution enhancement of loratadine-hydroxypropyl-β-cyclodextrin binary systems.* Journal of Pharmaceutical Sciences and Research, 3 (4): 1170-1175.

51. Hara, T., Hirayama, F., Arima, H., Yamaguchi, Y., und Uekama, K. (2006). *Improvement of solubility and oral bioavailability of 2-(N-cyanoimino)-5-{(E)-4-styrylbenzylidene}-4-oxothiazolidine (FPFS-410) with antidiabetic and lipid-lowering activities in dogs by 2-hydroxypropyl-β-cyclodextrin.* Chemical and Pharmaceutical Bulletin, 54 (3): 344-349.

52. Fukami, T., Furuishi, T., Suzuki, T., Hidaka, S., Ueda, H., und Tomono, K. (2006). *Improvement in solubility of poorly water soluble drug by cogrinding with highly branched cyclic dextrin.* Journal of Inclusion Phenomena and Macrocyclic Chemistry, 56 (1-2): 61-64.

53. Io, T., Fukami, T., Yamamoto, K., Suzuki, T., Xu, J., Tomono, K., und Ramamoorthy, A. (2010). *Homogeneous nanoparticles to enhance the efficiency of a hydrophobic drug, antihyperlipidemic probucol, characterized by solid-state NMR.* Molecular Pharmaceutics, 7 (1): 299-305.

54. Otsuka, M. und Matsuda, Y. (1995). *Effect of cogrinding with various kinds of surfactants on the dissolution behavior of phenytoin.* Journal of Pharmaceutical Sciences, 84 (12): 1434-1437.

55. Xu, Y., Mao, L., Li, X., Wang, Y., und Wei, P. (2013). *Dissolution improvement of poorly water-soluble drug by cogrinding method using jar mill.* Pakistan Journal of Pharmaceutical Sciences, 26 (3): 495-502.

56. Barzegar-Jalali, M., Valizadeh, H., Shadbad, M.-R. S., Adibkia, K., Mohammadi, G., Farahani, A., Arash, Z., und Nokhodchi, A. (2010). *Cogrinding as an approach to enhance dissolution rate of a poorly water-soluble drug (gliclazide).* Powder Technology, 197 (3): 150-158.

57. Friedrich, H., Nada, A., und Bodmeier, R. (2005). *solid state and dissolution rate characterization of co-ground mixtures of nifedipine and hydrophilic carriers.* Drug Development and Industrial Pharmacy, 31 (8): 719-728.

58. Mura, P., Cirri, M., Faucci, M. T., Ginès-Dorado, J. M., und Bettinetti, G. P. (2002). *Investigation of the effects of grinding and co-grinding on physicochemical properties of glisentide.* Journal of Pharmaceutical and Biomedical Analysis, 30 (2): 227-237.

59. Suzuki, H., Ogawa, M., Hironaka, K., Ito, K., und Sunada, H. (2001). *A nifedipine coground mixture with sodium deoxycholate. II. Dissolution characteristics and stability.* Drug Development and Industrial Pharmacy, 27 (9): 951-958.

60. Kubo, H. und Mizobe, M. (1997). *Improvement of dissolution rate and oral bioavailability of a sparingly water-soluble drug, (±)-5-[[2-(2-naphthalenylmethyl)-5-benzoxazolyl]methyl]- 2,4-thiazolidinedione, in co-ground mixture with D-mannitol.* Biological and Pharmaceutical Bulletin, 20 (4): 460-463.

61. Sugimoto, M., Okagaki, T., Narisawa, S., Koida, Y., und Nakajima, K. (1998). *Improvement of dissolution characteristics and bioavailability of poorly water-soluble drugs by novel cogrinding method using water-soluble polymer.* International Journal of Pharmaceutics, 160 (1): 11-19.

62. Barzegar-Jalali, M., Nayebi, A. M., Valizadeh, H., Hanaee, J., Barzegar-Jalali, A., Adibkia, K., Anoush, M., und Sistanizad, M. (2006). *Evaluation of in vitro-in vivo correlation and anticonvulsive effect of carbamazepine after cogrinding with microcrystalline cellulose.* Journal of Pharmacy and Pharmaceutical Sciences, 9 (3): 307-316.

63. Vogt, M., Kunath, K., und Dressman, J. B. (2008). *Dissolution improvement of four poorly water soluble drugs by cogrinding with commonly used excipients.* European Journal of Pharmaceutics and Biopharmaceutics, 68 (2): 330-337.

64. Gohel, M. C. und Patel, L. D. (2003). *Processing of nimesulide-PEG 400-PG-PVP solid dispersions: Preparation, characterization, and in vitro dissolution.* Drug Development and Industrial Pharmacy, 29 (3): 299-310.

65. Shakhtshneider, T. P., Vasiltchenko, M. A., Politov, A. A., und Boldyrev, V. V. (1996). *The mechanochemical preparation of solid disperse systems of ibuprofen-polyethylene glycol.* International Journal of Pharmaceutics, 130 (1): 25-32.

66. Choudhari, K. B. und Sanghavi, N. M. (1993). *Dissolution behavior and characterization of diazepam-pullulan coground mixtures.* International Journal of Pharmaceutics, 89 (3): 207-211.

67. Shin, S.-C., Oh, I.-J., Lee, Y.-B., Choi, H.-K., und Choi, J.-S. (1998). *Enhanced dissolution of furosemide by coprecipitating or cogrinding with crospovidone.* International Journal of Pharmaceutics, 175 (1): 17-24.

68. Shakhtshneider, T. P. (1997). *Phase transformations and stabilization of metastable states of molecular crystals under mechanical activation.* Solid State Ionics, 101–103, Part 2 (0): 851-856.

69. Meriani, F., Coceani, N., Sirotti, C., Voinovich, D., und Grassi, M. (2004). *In vitro nimesulide absorption from different formulations.* Journal of Pharmaceutical Sciences, 93 (3): 540-552.

70. Corti, G., Maestrelli, F., Cirri, M., Mura, P., und Zerrouk, N. (2008). *Dissolution and permeation properties of naproxen from solid-state systems with chitosan.* Drug Delivery, 15 (5): 303-312.

71. Zerrouk, N., Mennini, N., Maestrelli, F., Chemtob, C., und Mura, P. (2004). *Comparison of the effect of chitosan and polyvinylpyrrolidone on dissolution properties and analgesic effect of naproxen.* European Journal of Pharmaceutics and Biopharmaceutics, 57 (1): 93-99.

72. Mura, P., Zerrouk, N., Mennini, N., Maestrelli, F., und Chemtob, C. (2003). *Development and characterization of naproxen–chitosan solid systems with improved drug dissolution properties.* European Journal of Pharmaceutical Sciences, 19 (1): 67-75.

73. Mura, P., Bettinetti, G. P., Cirri, M., Maestrelli, F., Sorrenti, M., und Catenacci, L. (2005). *Solid-state characterization and dissolution properties of Naproxen–Arginine–Hydroxypropyl-β-cyclodextrin ternary system.* European Journal of Pharmaceutics and Biopharmaceutics, 59 (1): 99-106.

74. Cirri, M., Mura, P., Rabasco, A. M., Ginés, J. M., Moyano, J. R., und Gònzalez-Rodriguez, M. L. (2004). *Characterization of ibuproxam binary and ternary dispersions with hydrophilic carriers.* Drug Development and Industrial Pharmacy, 30 (1): 65-74.

75. Yamamoto, K., Nakano, M., Arita, T., Takayama, Y., und Nakai, Y. (1976). *Dissolution behavior and bioavailability of phenytoin from a ground mixture with microcrystalline cellulose.* Journal of Pharmaceutical Sciences, 65 (10): 1484-1488.

76. Vogt, M., Vertzoni, M., Kunath, K., Reppas, C., und Dressman, J. B. (2008). *Cogrinding enhances the oral bioavailability of EMD 57033, a poorly water soluble drug, in dogs.* European Journal of Pharmaceutics and Biopharmaceutics, 68 (2): 338-345.

77. Vogt, M., Kunath, K., und Dressman, J. B. (2008). *Dissolution enhancement of fenofibrate by micronization, cogrinding and spray-drying: Comparison with commercial preparations.* European Journal of Pharmaceutics and Biopharmaceutics, 68 (2): 283-288.

78. Han, X., Ghoroi, C., To, D., Chen, Y., und Davé, R. (2011). *Simultaneous micronization and surface modification for improvement of flow and dissolution of drug particles.* International Journal of Pharmaceutics, 415 (1-2): 185-195.

79. Saito, M., Ugajin, T., Nozawa, Y., Sadzuka, Y., Miyagishima, A., und Sonobe, T. (2002). *Preparation and dissolution characteristics of griseofulvin solid dispersions with saccharides.* International Journal of Pharmaceutics, 249 (1–2): 71-79.

80. Luo, Y., Xu, L., Xu, M., Tao, X., Ai, R., und Tang, X. (2013). *Improvement of dissolution and bioavailability of Ginsenosides by hot melt extrusion and cogrinding.* Drug Development and Industrial Pharmacy, 39 (1): 109-116.

81. Mora, P. C., Cirri, M., Allolio, B., Carli, F., und Mura, P. (2003). *Enhancement of dehydroepiandrosterone solubility and bioavailability by ternary complexation with α-cyclodextrin and glycine.* Journal of Pharmaceutical Sciences, 92 (11): 2177-2184.

82. Voinovich, D., Perissutti, B., Magarotto, L., Ceschia, D., Guiotto, P., und A.Bilia, R. (2009). *Solid state mechanochemical simultaneous activation of the constituents of the Silybum marianum phytocomplex with crosslinked polymers.* Journal of Pharmaceutical Sciences, 98 (1): 215-228.

83. Limwikrant, W., Osada, M., Higashi, K., Tozuka, Y., Moribe, K., und Yamamoto, K. (2012). *Unique indomethacin nanoparticle formation by cogrinding with dextrin under defined moisture conditions*. Powder Technology, 221 (0): 213-219.

84. Wongmekiat, A., Tozuka, Y., Oguchi, T., und Yamamoto, K. (2003). *Formation of fine drug particle by cogrinding with cyclodextrins: Part II. The influence of moisture condition during cogrinding process on fine particle formation*. International Journal of Pharmaceutics, 265 (1–2): 85-93.

85. Lin, S.-Y., Hsu, C.-H., und Sheu, M.-T. (2010). *Curve-fitting FTIR studies of loratadine/hydroxypropyl-β-cyclodextrin inclusion complex induced by co-grinding process*. Journal of Pharmaceutical and Biomedical Analysis, 53 (3): 799-803.

86. Inoue, Y., Yamazoe, T., Watanabe, S., Murata, I., und Kanamoto, I. (2013). *Examination of intermolecular interaction as a result of cogrinding actarit and β-cyclodextrin*. Journal of Inclusion Phenomena and Macrocyclic Chemistry, 1-8.

87. Bahl, D. und Bogner, R. (2006). *Amorphization of indomethacin by co-grinding with Neusilin US2: Amorphization kinetics, physical stability and mechanism*. Pharmaceutical Research, 23 (10): 2317-2325.

88. Ogawa, N., Higashi, K., Nagase, H., Endo, T., Moribe, K., Loftsson, T., Yamamoto, K., und Ueda, H. (2010). *Effects of cogrinding with beta-cyclodextrin on the solid state fentanyl*. Journal of Pharmaceutical Sciences, 99 (12): 5019-5029.

89. Hirlekar, R. und Kadam, V. (2009). *Preformulation study of the inclusion complex irbesartan-β-cyclodextrin*. AAPS Pharmscitech, 10 (1): 276-281.

90. Hailu, S. A. und Bogner, R. H. (2009). *Effect of the pH grade of silicates on chemical stability of coground amorphous quinapril hydrochloride and its stabilization using pH-modifiers*. Journal of Pharmaceutical Sciences, 98 (9): 3358-3372.

91. Hickey, A. J. und Ganderton, D. (2001). *Pharmaceutical Process Engineering*. 112. Marcel Dekker, New York, NY, USA.

92. Stieß, M. (1997). *Mechanische Verfahrenstechnik 2*. Springer Verlag, Berlin, Heidelberg, New York.

93. Zlokarnik, M. (2006). *Scale-Up in Chemical Engineering (2nd Edition)*. Wiley-VCH Verlag GmbH & Co. KGaA, Weinheim.

94. Plumb, K. (2005). *Continuous Processing in the Pharmaceutical Industry: Changing the Mind Set*. Chemical Engineering Research and Design, 83 (6): 730-738.

95. Rumpf, H. (1965). *Die Einzelkornzerkleinerung als Grundlage einer technischen Zerkleinerungswissenschaft*. Chemie Ingenieur Technik - CIT, 37 (3): 187-202.

96. Müller, F., Polke, R., und Schädel, G. (1996). *Spiral jet mills: hold up and scale up.* International Journal of Mineral Processing, 44-45 315-326.

97. Choi, W. S., Kim, H. I., Kwak, S. S., Chung, H. Y., Chung, H. Y., Yamamoto, K., Oguchi, T., Tozuka, Y., Yonemochi, E., und Terada, K. (2004). *Amorphous ultrafine particle preparation for improvement of bioavailability of insoluble drugs: grinding characteristics of fine grinding mills.* International Journal of Mineral Processing, 74, Supplement 165-172.

98. Fisher, E. S. (2007). *Milling of active pharmaceutical ingredients.* In: *Encyclopedia of Pharmaceutical Technology.* Informa Healthcare USA, Inc., New York:

99. Lieberman, H. A., Lachman, L., und Schwartz, J. B. (1990). *Pharmaceutical dosage forms - tablets.* 2. Marcel Dekker, New York.

100. Gommeren, H. J. C., Heitzmann, D. A., Moolenaar, J. A. C., und Scarlett, B. (2000). *Modelling and control of a jet mill plant.* Powder Technology, 108 (2-3): 147-154.

101. Midoux, N., Hošek, P., Pailleres, L., und Authelin, J. R. (1999). *Micronization of pharmaceutical substances in a spiral jet mill.* Powder Technology, 104 (2): 113-120.

102. Vogt, M. (2006). *Zur Auflösung covermahlener Formulierungen schwerlöslicher Arzneistoffe.* Dissertation. Fachbereich Biochemie, Chemie und Pharmazie, Johann Wolfgang Goethe-Universität, Frankfurt am Main.

103. Hosokawa-Alpine (2002). *Betriebsanleitung Aeroplexspiralstrahlmühle 50 AS.* Hosokawa Alpine AG, Augsburg, Deutschland.

104. ICH (1995). *Validation of analytical procedures: Text and methology Q2 (R1).* International conference on Harmonisation (www.ich.org),

105. Retsch (2012). *Bedienungsanleitung Zuteilgerät DR100.* Ausgabe 0002 14.05.2012

106. Sachs, L. (2003). *Angewandte Statistik.* Springer-Verlag, Berlin.

107. Muehlenfeld, C. und Thommes, M. (2012). *Miniaturization in pharmaceutical extrusion technology: Feeding as a challenge of downscaling.* AAPS PharmSciTech, 13 (1): 94-100.

108. Nürnberg, E. und Surmann, P. (1991). *Hagers Handbuch der pharmazeutischen Praxis.* Band 2: Methoden. Springer-Verlag, Berlin.

109. Langguth, P., Fricker, G., und Wunderli-Allenspach, H. (2004). *Biopharmazie.* Viley-VCH Verlag, Weinheim.

110. Eriksson, L., Johansson, E., Kettaneh-Wold, N., Wikstrom, C., und Wold, S. (2008). *Design of Experiments, Principles and Applications* Umetrics Academy, Umea (Schweden).

111. Tuunila, R. und Nyström, L. (1998). *Effects of grinding parameters on product fineness in jet mill grinding*. Minerals Engineering, 11 (11): 1089-1094.

112. Kolacz, J. (2004). *Process efficiency aspects for jet mill plant operation*. Minerals Engineering, 17 (11–12): 1293-1296.

113. Nakach, M., Authelin, J. R., Chamayou, A., und Dodds, J. (2004). *Comparison of various milling technologies for grinding pharmaceutical powders*. International Journal of Mineral Processing, 74, Supplement 173-181.

114. Dobson, B. und Rothwell, E. (1969). *Particle size reduction in a fluid energy mill*. Powder Technology, 3 (1): 213-217.

115. Brittain, H. G. (2009). *Polymorphism in Pharmaceutical Solids*. Informa Healthcare USA, Inc., New York.

116. Stephenson, G. A., Forbes, R. A., und Reutzel-Edens, S. M. (2001). *Characterization of the solid state: quantitative issues*. Advanced Drug Delivery Reviews, 48 (1): 67-90.

117. ICH (2000). *Specifications: Test procedures and acceptance criteria for new drug substances and new drug products: Chemical substances Q6 A*. International conference on Harmonisation (www.ich.org),

118. Fix, I. und Steffens, K. J. (2004). *Quantifying low amorphous or crystalline amounts of alpha-lactose- monohydrate using X-ray powder diffraction, near-infrared spectroscopy, and differential scanning calorimetry*. Drug Development and Industrial Pharmacy, 30 (5): 513-523.

119. Yamashita, H., Hirakura, Y., Yuda, M., Teramura, T., und Terada, K. (2013). *Detection of cocrystal formation based on binary phase diagrams using thermal analysis*. Pharmaceutical Research, 30 (1): 70-80.

120. Zhang, F., Aaltonen, J., Tian, F., Saville, D. J., und Rades, T. (2009). *Influence of particle size and preparation methods on the physical and chemical stability of amorphous simvastatin*. European Journal of Pharmaceutics and Biopharmaceutics, 71 (1): 64-70.

121. Alam, S., Patel, S., und Bansal, A. K. (2010). *Effect of sample preparation method on quantification of polymorphs using PXRD*. Pharmaceutical Development and Technology, 15 (5): 452-459.

122. Fix, I. (2004). *Anwendungen der quantitativen Röntgendiffraktometrie (QXRD) in der pharmazeutischen Analytik*. Dissertation. Mathematisch-Naturwissenschaftliche Fakultät, Rheinische Friedrich-Wilhelms-Universität, Bonn.

123. Campbell Roberts, S. N., Williams, A. C., Grimsey, I. M., und Booth, S. W. (2002). *Quantitative analysis of mannitol polymorphs. X-ray powder diffractometry—exploring*

preferred orientation effects. Journal of Pharmaceutical and Biomedical Analysis, 28 (6): 1149-1159.

124. de Leersnyder, F. (2011). *Quantitative Solid-State Characterization via X-Ray Powder Diffraction*. Masterarbeit. Institut für Pharmazeutische Technologie und Biopharmazie, Heinrich-Heine-Universität, Düsseldorf.

125. Cordes, D. (1997). *Erzeugung von Kristallgitterdefekten zur Verbesserung der Lösungseigenschaften schwerlöslicher Wirkstoffe*. Dissertation. Abteilung für pharmazeutische Technologie und Biopharmazie, Christian-Albrechts-Universität, Kiel.

126. Yang , W., Owens, D. E., und Williams, R. O. (2012). *Pharmaceutical Cryogenic Technologies*. In: *Formulating Poorly Water Soluble Drugs*. Springer, New York Dordrecht Heidelberg London:

127. Saleki-Gerhardt, A., Ahlneck, C., und Zografi, G. (1994). *Assessment of disorder in crystalline solids*. International Journal of Pharmaceutics, 101 (3): 237-247.

128. Kromidas, S. (2011). *Handbuch Validierung in der Analytik*. 2. überarb. u. erg. Auflage. Wiley-VCH Verlag Weinheim.

129. Trasi, N. und Byrn, S. (2012). *Mechanically induced amorphization of drugs: A study of the thermal behavior of cryomilled compounds*. AAPS PharmSciTech, 13 (3): 772-784.

130. Gombás, Á., Szabó-Révész, P., Kata, M., Regdon, G., Jr., und Erős, I. (2002). *Quantitative determination of crystallinity of α-lactose monohydrate by DSC*. Journal of Thermal Analysis and Calorimetry, 68 (2): 503-510.

131. Guinot, S. und Leveiller, F. (1999). *The use of MTDSC to assess the amorphous phase content of a micronised drug substance*. International Journal of Pharmaceutics, 192 (1): 63-75.

132. ISO (2009). *ISO 13320 Particle size analysis — Laser diffraction methods*. International Organization for Standardization, ISO copyright office,

133. Witt, W., Stübinger, T., Köhler, U., List, J., und Jordan, J. (2011). *Partikelgrößenanalyse mit absoluter Genauigkeit*. In: *5. Symposium Produktgestaltung in der Partikeltechnologie 2011*, Pfinztal (Berghausen).

134. Keck, C. M. und Müller, R. H. (2008). *Size analysis of submicron particles by laser diffractometry-90% of the published measurements are false*. International Journal of Pharmaceutics, 355 (1-2): 150-163.

135. Rao, V. M., Lin, M., Larive, C. K., und Southard, M. Z. (1997). *A mechanistic study of griseofulvin dissolution into surfactant solutions under laminar flow conditions*. Journal of Pharmaceutical Sciences, 86 (10): 1132-1137.

136. Atkinson, R. M., Bedford, C., Child, K. J., und Tomich, E. G. (1962). *Effect of particle size on blood griseofulvin-levels in man.* Nature, [illegible] ([illegible]). 588-589.

137. Chiou, W. L. und Riegelman, S. (1970). *Oral absorption of griseofulvin in dogs: Increased absorption viasolid dispersion in polyethylene glycol 6000.* Journal of Pharmaceutical Sciences, 59 (7): 937-942.

138. Chiou, W. L. und Riegelman, S. (1971). *Absorption characteristics of solid dispersed and micronized griseofulvin in man.* Journal of Pharmaceutical Sciences, 60 (9): 1376-1380.

139. Chiou, W. L. und Riegelman, S. (1969). *Preparation and dissolution characteristics of several fast-release solid dispersions of griseofulvin.* Journal of Pharmaceutical Sciences, 58 (12): 1505-1510.

140. Chiou, W. L. und Niazi, S. (1976). *Pharmaceutical applications of solid dispersion systems: Dissolution of griseofulvin–succinic acid eutectic mixture.* Journal of Pharmaceutical Sciences, 65 (8): 1212-1214.

141. Goldberg, A. H., Gibaldi, M., und Kanig, J. L. (1966). *Increasing dissolution rates and gastrointestinal absorption of drugs via solid solutions and eutectic mixtures III: Experimental evaluation of griseofulvin—succinic acid solid solution.* Journal of Pharmaceutical Sciences, 55 (5): 487-492.

142. Sjökvist, E. und Nyström, C. (1991). *Physicochemical aspects of drug release. XI. Tableting properties of solid dispersions, using xylitol as carrier material.* International Journal of Pharmaceutics, 67 (2): 139-153.

143. Nyström, C. und Westerberg, M. (1986). *The use of ordered mixtures for improving the dissolution rate of low solubility compounds.* Journal of Pharmacy and Pharmacology, 38 (3): 161-165.

144. Rowe, R. C., Sheskey, P. J., und Owen, S. C. (2006). *Handbook of Pharmaceutical Excipients.* Pharmaceutical Press, Royal Pharmaceutical Society of Great Britain, London.

145. Hersey, J. A. (1975). *Ordered mixing: A new concept in powder mixing practice.* Powder Technology, 11 (1): 41-44.

146. Lo, W. Y. und Law, S. L. (1996). *Dissolution behavior of griseofulvin solid dispersions using polyethylene glycol, talc, and their combination as dispersion carriers.* Drug Development and Industrial Pharmacy, 22 (3): 231-236.

147. Barbooti, M. M. und Al-Sammerrai, D. A. (1986). *Thermal decomposition of citric acid.* Thermochimica Acta, 98 (0): 119-126.

148. Kapsi, S. G. und Ayres, J. W. (2001). *Processing factors in development of solid solution formulation of itraconazole for enhancement of drug dissolution and bioavailability.* International Journal of Pharmaceutics, 229 (1–2): 193-203.

149. Chiou, W. L. und Niazi, S. (1973). *Differential thermal analysis and X-ray diffraction studies of griseofulvin—succinic acid solid dispersions.* Journal of Pharmaceutical Sciences, 62 (3): 498-501.

150. Burger, A., Henck, J. O., Hetz, S., Rollinger, J. M., Weissnicht, A. A., und Stöttner, H. (2000). *Energy/temperature diagram and compression behavior of the polymorphs of D-mannitol.* Journal of Pharmaceutical Sciences, 89 (4): 457-468.

151. Albers, J., Alles, R., Matthée, K., Knop, K., Nahrup, J. S., und Kleinebudde, P. (2009). *Mechanism of drug release from polymethacrylate-based extrudates and milled strands prepared by hot-melt extrusion.* European Journal of Pharmaceutics and Biopharmaceutics, 71 (2): 387-394.

152. Bates, S., Zografi, G., Engers, D., Morris, K., Crowley, K., und Newman, A. (2006). *Analysis of amorphous and nanocrystalline solids from their x-ray diffraction patterns.* Pharmaceutical Research, 23 (10): 2333-2349.

153. Yuan, X. und Capomacchia, A. C. (2010). *Physicochemical studies of binary eutectic of ibuprofen and ketoprofen for enhanced transdermal drug delivery.* Drug Development and Industrial Pharmacy, 36 (10): 1168-1176.

154. Shevchenko, A., Bimbo, L. M., Miroshnyk, I., Haarala, J., Jelínková, K., Syrjänen, K., van Veen, B., Kiesvaara, J., Santos, H. A., und Yliruusi, J. (2012). *A new cocrystal and salts of itraconazole: Comparison of solid-state properties, stability and dissolution behavior.* International Journal of Pharmaceutics, 436 (1–2): 403-409.

155. Chow, S., Chen, M., Shi, L., Chow, A. L., und Sun, C. (2012). *Simultaneously improving the mechanical properties, dissolution performance, and hygroscopicity of ibuprofen and flurbiprofen by cocrystallization with nicotinamide.* Pharmaceutical Research, 29 (7): 1854-1865.

156. Žalac, S., Zahirul, M., Khan, I., Gabelica, V., Tudja, M., Meštrović, E., und Romih, M. (1999). *Paracetamol-propyphenazone interaction and formulation difficulties associated with eutectic formation in combination solid dosage forms.* Chemical and Pharmaceutical Bulletin, 47 (3): 302-307.

157. Górniak, A., Karolewicz, B., Zurawska-Płaksej, E., und Pluta, J. (2012). *Thermal, spectroscopic, and dissolution studies of the simvastatin-acetylsalicylic acid mixtures.* Journal of Thermal Analysis and Calorimetry, 1-8.

158. Mahieu, A., Willart, J.-f., Dudognon, E., Eddleston, M. D., Jones, W., Danède, F., und Descamps, M. (2013). *On the polymorphism of griseofulvin: Identification of two additional polymorphs.* Journal of Pharmaceutical Sciences, 102 (2): 462-468.

159. Miyamae, A., Kema, H., Kawabata, T., Yasuda, T., Otsuka, M., Matsuda, und Yoshihisa (1994). *X-ray powder diffraction study on the grinding effect of the polymorphs of a novel and*

orally effective uricosuric agent: FR76505. Drug Development and Industrial Pharmacy, 30 (18): 2881-2897.

160. Jenkins, R. und Snyder, R. L. (1996). *Introduction to X-Ray Powder Diffractometry*. 138. Wiley-Interscience, New York, USA.

161. Marquardt, K. (2004). *Untersuchungen zum Zerkleinerungsverhalten kristalliner Stoffe in einer Spriralstrahlmühle*. Dissertation. Fakultät für Chemie und Pharmazie, Bayerische Julius-Maximilians-Universität, Würzburg.

162. Ramanujam, M. und Venkateswarlu, D. (1969). *Studies in fluid energy grinding*. Powder Technology, 3 (1): 92-101.

163. Dressman, J. und Krämer, J. (2005). *Pharmaceutical Dissolution Testing*. Taylor & Francis Group, LLC, Boca Raton, FL, USA.

164. Kleberg, K., Jacobsen, J., und Müllertz, A. (2010). *Characterising the behaviour of poorly water soluble drugs in the intestine: application of biorelevant media for solubility, dissolution and transport studies*. Journal of Pharmacy and Pharmacology, 62 (11): 1656-1668.

165. Gibaldi, M. und Feldman, S. (1970). *Mechanisms of surfactant effects on drug absorption*. Journal of Pharmaceutical Sciences, 59 (5): 579-589.

166. Leuenberger, H., Rohera, B. D., und Haas, C. (1987). *Percolation theory — a novel approach to solid dosage form design*. International Journal of Pharmaceutics, 38 (1–3): 109-115.

167. Yu, L., Mishra, D. S., und Rigsbee, D. R. (1998). *Determination of the glass properties of D-mannitol using sorbitol as an impurity*. Journal of Pharmaceutical Sciences, 87 (6): 774-777.

168. Townley, E. R. (1979). *Griseofulvin*. In: *Analytical Profiles of Drug Substances*. Academic Press, 219-249.

169. Willart, J. F., Carpentier, L., Danède, F., und Descamps, M. (2012). *Solid-state vitrification of crystalline griseofulvin by mechanical milling*. Journal of Pharmaceutical Sciences, 101 (4): 1570-1577.

170. Hixson, A. W. und Crowell, J. H. (1931). *Dependence of Reaction Velocity upon surface and Agitation*. Industrial and Engineering Chemistry, 23 (8): 923-931.

171. De Smidt, J. H., Offringa, J. C. A., und Crommelin, D. J. A. (1987). *Dissolution kinetics of griseofulvin in sodium dodecylsulphate solutions*. Journal of Pharmaceutical Sciences, 76 (9): 711-714.

172. Löbenberg, R. und Amidon, G. L. (2000). *Modern bioavailability, bioequivalence and biopharmaceutics classification system. New scientific approaches to international regulatory standards*. European Journal of Pharmaceutics and Biopharmaceutics, 50 (1): 3-12.

173. Buckton, G. (1988). *The assessment, and pharmaceutical importance, of the solid/liquid and the solid/vapour interface: a review with respect to powders.* International Journal of Pharmaceutics, 44 (1–3): 1-8.

174. Odidi, I. O., Newton, J. M., und Buckton, G. (1991). *The effect of surface treatment on the values of contact angles measured on a compressed powder surface.* International Journal of Pharmaceutics, 72 (1): 43-49.

175. Ho, R., Hinder, S. J., Watts, J. F., Dilworth, S. E., Williams, D. R., und Heng, J. Y. Y. (2010). *Determination of surface heterogeneity of d-mannitol by sessile drop contact angle and finite concentration inverse gas chromatography.* International Journal of Pharmaceutics, 387 (1–2): 79-86.

176. Saxena, A., Kendrick, J., Grimsey, I., und Mackin, L. (2007). *Application of molecular modelling to determine the surface energy of mannitol.* International Journal of Pharmaceutics, 343 (1–2): 173-180.

177. Young, T. (1805). *An essay on the cohesion of fluids.* Philosophical Transactions of the Royal Society of London, 95 65-87.

178. Owens, D. K. und Wendt, R. C. (1969). *Estimation of the surface free energy of polymers.* Journal of Applied Polymer Science, 13 (8): 1741-1747.

179. Westerberg, M., Jonsson, B., und Nyström, C. (1986). *Physicochemical aspects of drug release. IV. The effect of carrier particle properties on the dissolution rate from ordered mixtures.* International Journal of Pharmaceutics, 28 (1): 23-31.

180. Windbergs, M., Haaser, M., McGoverin, C. M., Gordon, K. C., Kleinebudde, P., und Strachan, C. J. (2010). *Investigating the relationship between drug distribution in solid lipid matrices and dissolution behaviour using Raman spectroscopy and mapping.* Journal of Pharmaceutical Sciences, 99 (3): 1464-1475.

181. Kendall, K. und Stainton, C. (2001). *Adhesion and aggregation of fine particles.* Powder Technology, 121 (2–3): 223-229.

182. NTP (2011). *Report on Carcinogens, 12th Edition.* Public Health Service, National Toxicology Program,

183. Franco, M., Trapani, G., Latrofa, A., Tullio, C., Provenzano, M. R., Serra, M., Muggironi, M., Biggio, G., und Liso, G. (2001). *Dissolution properties and anticonvulsant activity of phenytoin-polyethylene glycol 6000 and -polyvinylpyrrolidone K-30 solid dispersions.* International Journal of Pharmaceutics, 225 (1–2): 63-73.

184. Jachowicz, R. (1987). *Dissolution rates of partially water-soluble drugs from solid dispersion systems. II. Phenytoin.* International Journal of Pharmaceutics, 35 (1–2): 7-12.

185. O'Neil, M. J. (1989). *The Merck Index - An Encyclopedia of Chemicals, Drugs, and Biologicals.* Merck & Co., Rahway, NJ, USA.

186. Murphy, D., Rodríguez-Cintrón, F., Langevin, B., Kelly, R. C., und Rodríguez-Hornedo, N. (2002). *Solution-mediated phase transformation of anhydrous to dihydrate carbamazepine and the effect of lattice disorder.* International Journal of Pharmaceutics, 246 (1-2): 121-134.

187. Laine, E., Tuominen, V., Ilvessalo, P., und Kahela, P. (1984). *Formation of dihydrate from carbamazepine anhydrate in aqueous conditions.* International Journal of Pharmaceutics, 20 (3): 307-314.

188. Meyer, M., Straughn, A., Jarvi, E., Wood, G., Pelsor, F., und Shah, V. (1992). *The bioinequivalence of carbamazepine tablets with a history of clinical failures.* Pharmaceutical Research, 9 (12): 1612-1616.

189. Attia, M. A. und Habib, F. S. (1985). *Dissolution rates of carbamazepine and nitrazepam utilizing sugar solid dispersion system.* Drug Development and Industrial Pharmacy, 11 (11): 1957-1969.

190. Nair, R., Gonen, S., und Hoag, S. W. (2002). *Influence of polyethylene glycol and povidone on the polymorphic transformation and solubility of carbamazepine.* International Journal of Pharmaceutics, 240 (1–2): 11-22.

191. Harris, R. K., Ghi, P. Y., Puschmann, H., Apperley, D. C., Griesser, U. J., Hammond, R. B., Ma, C., Roberts, K. J., Pearce, G. J., Yates, J. R., und Pickard, C. J. (2005). *Structural studies of the polymorphs of carbamazepine, its dihydrate, and two solvates.* Organic Process Research and Development, 9 (6): 902-910.

192. Ceolin, R., Toscani, S., Gardette, M.-F., Agafonov, V. N., Dzyabchenko, A. V., und Bachet, B. (1997). *X-ray characterization of the triclinic polymorph of carbamazepine.* Journal of Pharmaceutical Sciences, 86 (9): 1062-1065.

193. Lowes, M. M. J., Caira, M. R., Lotter, A. P., und Van Watt, J. G. D. (1987). *Physicochemical properties and x-ray structural studies of the trigonal polymorph of carbamazepine.* Journal of Pharmaceutical Sciences, 76 (9): 744-752.

194. Reboul, J. P., Cristau, B., Soyfer, J. C., und Astier, J. P. (1981). *5H-Dibenz[b,f]azepinecarboxamide-5 (carbamazepine).* Acta Crystallographica Section B, 37 (10): 1844-1848.

195. Lang, M., Kampf, J. W., und Matzger, A. J. (2002). *Form IV of carbamazepine.* Journal of Pharmaceutical Sciences, 91 (4): 1186-1190.

196. Behme, R. J. und Brooke, D. (1991). *Heat of fusion measurement of a low melting polymorph of carbamazepine that undergoes multiple-phase changes during differential scanning calorimetry analysis.* Journal of Pharmaceutical Sciences, 80 (10): 986-990.

197. Umeda, T., Ohnishi, N., Yokoyama, T., Kuroda, K., Kuroda, T., Tatsumi, E., und Matsuda, Y. (1984). *Kinetics of the thermal transition of carbamazepine polymorphic forms in the solid state.* Yakugaku Zasshi-Journal of the Pharmaceutical Society of Japan, 104 (7): 786-792.

198. Yoshihashi, Y., Yonemochi, E., und Terada, K. (2002). *Estimation of initial dissolution rate of drug substance by thermal analysis: Application for carbamazepine hydrate.* Pharmaceutical Development and Technology, 7 (1): 89-95.

199. Rustichelli, C., Gamberini, G., Ferioli, V., Gamberini, M. C., Ficarra, R., und Tommasini, S. (2000). *Solid-state study of polymorphic drugs: carbamazepine.* Journal of Pharmaceutical and Biomedical Analysis, 23 (1): 41-54.

200. Strachan, C. J., Howell, S. L., Rades, T., und Gordon, K. C. (2004). *A theoretical and spectroscopic study of carbamazepine polymorphs.* Journal of Raman Spectroscopy, 35 (5): 401-408.

201. Grzesiak, A. L., Lang, M., Kim, K., und Matzger, A. J. (2003). *Comparison of the four anhydrous polymorphs of carbamazepine and the crystal structure of form I.* Journal of Pharmaceutical Sciences, 92 (11): 2260-2271.

202. Li, Y., Han, J., Zhang, G. G. Z., Grant, D. J. W., und Suryanarayanan, R. (2000). *In situ dehydration of carbamazepine dihydrate: A novel technique to prepare amorphous anhydrous carbamazepine.* Pharmaceutical Development and Technology, 5 (2): 257-266.

203. Nollenberger, K. (2009). *Löslichkeitsverbesserung schwerlöslicher Arzneistoffe durch Schmelzextrusion mit Polymethacrylaten.* Dissertation. Fachbereich Biochemie, Chemie und Pharmazie, Johann Wolfgang Goethe - Universität, Frankfurt am Main.

204. Sutter, J. L. und Lau, E. P. K. (1975). *Spironolactone.* In: *Analytical Profiles of Drug Substances.* Academic Press, 431-451.

205. Bønløkke, L., Hovgaard, L., Kristensen, H. G., Knutson, L., und Lennernäs, H. (2001). *Direct estimation of the in vivo dissolution of spironolactone, in two particle size ranges, using the single-pass perfusion technique (Loc-I-Gut®) in humans.* European Journal of Pharmaceutical Sciences, 12 (3): 239-250.

206. McInnes, G. T., Asbury, M. J., Ramsay, L. E., Shelton, J. R., und Harrison, I. R. (1982). *Effect of Micronization on the Bioavailability and Pharmacologic Activity of Spironolactone.* The Journal of Clinical Pharmacology, 22 (8-9): 410-417.

207. Kaukonen, A. M., Kilpeläinen, I., und Mannermaa, J.-P. (1997). *Water-soluble β-cyclodextrins in paediatric oral solutions of spironolactone: solubilization and stability of spironolactone in solutions of β-cyclodextrin derivatives.* International Journal of Pharmaceutics, 159 (2): 159-170.

208. Uchino, T., Yasuno, N., Yanagihara, Y., und Suzuki, H. (2007). *Solid dispersion of spironolactone with porous silica prepared by the solvent method.* Die Pharmazie, 62 (8): 599-603.

209. Shah, S., Joshi, S., Lin, S., und Madan, P. L. (2012). *Preparation and characterization of spironolactone solid dispersions using hydrophilic carriers.* Asian Journal of Pharmaceutical Sciences, 7 (1): 40-49.

210. Schönert, K. und Steier, K. (1971). *Die Grenze der Zerkleinerung bei kleinen Korngrößen.* Chemie Ingenieur Technik, 43 (13): 773-777.

211. K-Tron (2010). *Betriebs- und Wartungsanleitung Dosierer KT20.* Originalbetriebsanleitung 0890000002-DE (Rev. 1.2.0):

212. Brabender (2008). *Brabender-FlexWall®-Dosierer Typ FW 18* Brabender-Werksnormen, Ausgabe 2.0 (Februar 08)

213. Ström, G., Fredriksson, M., und Stenius, P. (1987). *Contact angles, work of adhesion, and interfacial tensions at a dissolving Hydrocarbon surface.* Journal of Colloid and Interface Science, 119 (2): 352-361.